健康湖北综合评估体系的构建与实证研究

主　编　张险峰
副主编　宋　毅　鲁盛康
编　者（以姓氏笔画为序）
　　　　毛宗福　武汉大学
　　　　邢学森　湖北省疾病预防控制局
　　　　华俊辉　湖北省疾病预防控制中心
　　　　刘　爽　湖北省疾病预防控制中心
　　　　刘家发　湖北省疾病预防控制中心
　　　　严　志　武汉市第一医院
　　　　李　斌　湖北省疾病预防控制中心
　　　　肖　菁　湖北省疾病预防控制中心
　　　　肖　燕　湖北省肿瘤医院
　　　　宋　涛　湖北省疾病预防控制中心
　　　　宋　毅　湖北省疾病预防控制中心
　　　　张　莹　湖北省疾病预防控制中心
　　　　张治国　华中科技大学
　　　　张险峰　湖北省卫生健康委员会
　　　　　　　　湖北省疾病预防控制局
　　　　陈　芳　湖北省疾病预防控制中心
　　　　赵云岩　襄阳市疾病预防控制中心
　　　　赵明江　湖北省疾病预防控制中心
　　　　黄希宝　湖北省疾病预防控制中心
　　　　黄淑琼　湖北省疾病预防控制中心
　　　　喻　菡　湖北省疾病预防控制中心
　　　　鲁盛康　湖北第二师范学院
　　　　童叶青　湖北省疾病预防控制中心
　　　　蔡　昆　湖北省疾病预防控制中心
　　　　戴　馨　湖北省疾病预防控制中心

华中科技大学出版社
http://press.hust.edu.cn
中国·武汉

内 容 简 介

　　本书共分为绪论、健康湖北评估框架与指标体系的构建、健康湖北综合评估、健康影响评价研究、健康湖北评估机制研究、健康湖北综合评估实证研究结论和健康湖北战略实施建议七章。

　　本书可供国内各级卫生健康行政管理部门工作者决策参考，还可作为高等院校公共卫生管理、护理、全科医学、社会学等相关专业的教师、研究生等的教材与科研参考书籍。

图书在版编目（CIP）数据

健康湖北综合评估体系的构建与实证研究／张险峰主编．－－武汉：华中科技大学出版社，2025.3.
ISBN 978-7-5772-1632-4

Ⅰ．R471

中国国家版本馆 CIP 数据核字第 2025LN2357 号

健康湖北综合评估体系的构建与实证研究　　　　　　　　　张险峰　主编
Jiankang hubei Zonghe Pinggu Tixi de Goujian yu Shizheng Yanjiu

策划编辑：	居　颖
责任编辑：	余　雯
封面设计：	原色设计
责任校对：	刘小雨
责任监印：	周治超
出版发行：	华中科技大学出版社（中国·武汉）　　电话：（027）81321913
	武汉市东湖新技术开发区华工科技园　　邮编：430223
录　　排：	华中科技大学惠友文印中心
印　　刷：	武汉市洪林印务有限公司
开　　本：	787mm×1092mm　1/16
印　　张：	13.75
字　　数：	262 千字
版　　次：	2025 年 3 月第 1 版第 1 次印刷
定　　价：	68.00 元

本书若有印装质量问题，请向出版社营销中心调换
全国免费服务热线：400-6679-118　竭诚为您服务
版权所有　侵权必究

前言
Qianyan

中国共产党第二十次全国代表大会报告明确提出"人民健康是民族昌盛和国家强盛的重要标志"。《"健康中国2030"规划纲要》也明确要求建立常态化、经常化的督查考核机制，强化激励和问责；建立健全监测评价机制，制定规划纲要任务部门分工方案和监测评估方案，并对实施进度和效果进行年度监测和评估，适时对目标任务进行必要调整。在科学推进《"健康湖北2030"行动纲要》，统筹谋划全省卫生健康工作发展战略之际，开展健康湖北综合评估体系的构建研究，为探索健康湖北的深入推进，找准支点，解决重点难点问题，提高健康湖北行动的效率和有效性，提升服务质量，改善全省人民的健康水平，并为各级决策者提供决策制定的依据和建议，具有十分重要的社会、经济意义和作用。

构建健康湖北综合评估体系是落实健康中国和健康湖北行动的战略任务，是推进健康湖北各项工作落实，适应新时期湖北卫生健康事业改革发展的内在要求，更是协调湖北经济发展与湖北居民健康之间关系的制度保障。健康湖北评估的开展和应用，目标是整合健康影响评价、疾控机构服务的社会经济影响评价等理念和评估体系，建立全面评估健康湖北建设的指标体系、评估模式和评估机制，科学评价健康湖北政策、行动本身及其对全省居民的健康理念、健康生活方式、健康状况产生的影响和持续作用，以及评估工作本身对提升服务质量、服务效果、服务效率的促进作用，包括政府政策、筹资、资源配置等方面的改善，从而为今后全省开展健康湖北或健康城市评估提供经验和决策依据。

本书立足于健康湖北行动的启动、过程和结果三个阶段，围绕健康湖北的多重属性，构建健康湖北综合评估体系并开展研究。本书紧密联系《"健康湖北

2030"行动纲要》的进展和存在的问题,以公共管理、健康评估等相关理论为指导,重点探讨省域健康战略评估的整体指导思路,探索健康湖北综合评估指标体系的纳入方法,探索评估的工作流程和步骤,剖析健康湖北建设在计划形成、过程的科学性,分析可能存在的问题,提供健康湖北建设在个体、社区和全省层面发生的卫生与健康改变的证据,既有理论分析,也有调查研究,同时结合我省健康湖北的案例进行了深入的分析,数据翔实、图表清晰、案例精炼,值得全省卫生与健康工作者学习和借鉴。

本书得以顺利付梓需要感谢湖北第二师范学院的师生创新性地完成了相关调查和评估工作;感谢武汉大学和华中科技大学的专家教授在研究设计、理论创新方面提供的指导和帮助;感谢襄阳市疾病预防控制中心、恩施土家族苗族自治州疾病预防控制中心在课题实施中的全程参与和鼎力相助;感谢鄂州市卫生健康委员会、黄冈市疾病预防控制中心、宜昌市疾病预防控制中心、孝感市疾病预防控制中心、武汉市疾病预防控制中心等单位在现场调查中给予的大力协助;感谢全省各级卫生健康、体育、旅游、教育、公安等相关政府部门在评估访谈中提供的大力支持;感谢健康湖北一线的基层社区卫生服务中心/乡镇卫生院、社区卫生服务站、村卫生室的工作人员在现场调查、访谈中提供的直接支持和帮助;也要感谢各位专家在本书编撰过程中的辛勤付出和努力!

尽管本书还存在诸多问题和不足,但好在只是健康湖北评估的开始,评估的目的也是不断促进健康湖北工作和"323"攻坚行动的稳步推进,不断促进疾病防控事业的高质量发展。我们也将在今后的工作中不断改进工作方法、提升调查质量、完善评估框架和指标,提升健康评估、健康影响评价等综合性评价的能力和水平,拓展疾病防控工作的视野和责任,不断提高全省人民的健康水平,为我省实现中部崛起保驾护航。我们也殷切希望广大读者和关心健康事业的同志们给予批评指正,为疾控事业的发展,为健康中国、健康湖北行动的全面推进提出宝贵意见。

编　者

目录
Mulu

第一章 绪论 /1
 一、研究背景 /1
 二、研究目的和意义 /3
 三、研究内容和方法 /4

第二章 健康湖北评估框架与指标体系的构建 /12
 一、相关理论基础 /12
 二、国外健康评估的比较研究 /15
 三、国内外研究现状 /19
 四、健康湖北综合评估框架 /27
 五、健康湖北综合评估指标体系 /28

第三章 健康湖北综合评估 /39
 一、近年来健康湖北推进情况 /39
 二、健康湖北综合评估结果 /46
 三、服务响应性与居民满意度统计分析 /81
 四、关键人物访谈分析 /92

第四章 健康影响评价研究——以2021年湖北健康企业建设为例 /113
 一、健康影响评价概述 /113
 二、健康企业的概念及主要内容 /115
 三、我国健康企业建设现状 /117
 四、健康企业建设社会效果分析 /121

五、湖北开展健康企业建设的健康评价结果　　/122

第五章　健康湖北评估机制研究　　/130
　　一、评估流程的构建　　/130
　　二、健康湖北评估机制的构建　　/134

第六章　健康湖北综合评估实证研究结论　　/139
　　一、健康湖北评估实证研究主要结论　　/139
　　二、健康湖北评估中反映的问题　　/143

第七章　健康湖北战略实施建议　　/148
　　一、关于健康湖北综合评估的建议　　/148
　　二、关于推进健康湖北建设的建议　　/154

附录A　国家健康战略综合评估综述　　/161

附录B　健康湖北综合评估基线调查问卷　　/187

附录C　健康湖北综合评估调查访谈问卷　　/191

附录D　健康湖北企业评价考核表　　/192

参考文献　　/200

第一章 绪 论

一、研究背景

　　社会经济的发展与人类健康的关系日益密切,社会经济发展从根本上说是生产力发展的结果,生产力诸要素中最重要的要素是具有一定体力、智力和劳动技能的人,人类健康与智能对生产力的发展起着决定性的作用,人类健康水平的提高对社会经济的发展起到推动作用。同时,国内外大量研究一致表明社会经济的发展也是人类健康水平提高的根本保证。近年来,我国社会经济高速发展,医疗卫生水平得到不断改善和提高,曾经严重威胁人类健康的寄生虫病、营养不良等疾病已经得到有效的控制。但随着我国工业化、城镇化、人口老龄化不断加快,疾病谱和死因谱快速转变,我国卫生健康事业正面临着多重疾病威胁并存、多种健康影响因素交织的复杂局面。不同地区、不同人群的健康水平差异较大,环境污染、烟草危害、饮水安全、职业安全、食品安全、交通安全、生产安全等问题突出,基本医疗保障水平较低,卫生人才队伍建设滞后,医学科技支撑力不强,政策保障不足,以及与人民对卫生健康的美好期待越来越高等之间的矛盾都是亟待解决的问题。中国卫生治理体系建设急需加强,治理能力和水平仍有待提高。为解决这些问题并实现联合国"千年可持续发展"目标,我国急需提出一套与社会经济发展相适应并能够系统解决当前卫生与健康问题的国家健康战略。

　　2015年9月,联合国大会通过《2030年可持续发展议程》,它提出了17项可持续发展目标(SDG)、169个子目标和230个指标,将消除贫困,保护地球和确保繁荣作为新的可持续发展议程的一部分,确保"所有人都能有尊严、平等地在健康环境中发挥其潜能",这为全球卫生与健康事业的发展指明了方向。可持续发展目标中的第三项"良好的健康和福祉"完全与健康相关;所有SDG都影响到健康,也受到健康的影响。新目标的实现必须与一系列战略齐头并进,包括促进经济增长,解决教育、卫生、社会保障和就业机会的社会需求,遏制气候变化和保护环境。这意味着为了让人们过上丰富而健康的生活,卫生健康部门应与其他部门合作、共同针对健康的社会决定因素采取行动。人类健康是人类共同命运的基本保障,全球卫生健康需要超越民族、地域局限,需要各国政府、私营部门、民间社会组织以及所有人的支持。2016年,第六十九届世界卫生大会也指出要实现全民健康覆盖,就更广泛的卫生事宜做出反应,多部门展开合作以全面、综合性的国家卫生计划支持《2030年可持续发展议程》的实施。

我国政府充分认识到健康是人民全面发展、生活幸福的基石,也是国家繁荣昌盛、社会文明进步的重要标志,从而制定了一系列的决策和战略来推动我国卫生健康事业的发展。2016年8月,党中央、国务院召开了21世纪以来第一次全国卫生与健康大会,习近平总书记明确提出要将健康融入所有政策,人民共建共享,强调没有全民健康,就没有全面小康,要把人民健康放在优先发展的战略地位。同年10月,中共中央、国务院印发《"健康中国2030"规划纲要》,提出普及健康生活、优化健康服务、完善健康保障、建设健康环境、发展健康产业五个方面的战略任务和建设健康中国"三步走"的目标。2017年10月18日,习近平总书记在十九大报告中指出,实施健康中国战略,将实施健康中国战略纳入国家发展的基本方略,要完善国民健康政策,为人民群众提供全方位全周期健康服务。健康中国建设进入了全面实施阶段。党的二十大报告再次明确提出要推进健康中国建设。旗帜鲜明地指出人民健康是民族昌盛和国家强盛的重要标志。要把保障人民健康放在优先发展的战略位置,完善人民健康促进政策。

为服务全省"两圈一带"发展战略,全面深化医药卫生体制改革,提高群众健康意识和自我保健能力,湖北省在2011年就出台了《"健康湖北"全民行动计划(2011—2015年)》并取得了巨大的成就。2012年,省第十次党代会报告指出,"幸福湖北"是"五个湖北"建设的最终目的和归宿,其重点之一应是"健康湖北"。为全面实施健康湖北战略,在第一轮健康湖北全民行动的基础上,湖北省人民政府2017年先后印发了《湖北省卫生与健康事业发展"十三五"规划》(鄂政发〔2017〕28号)和《"健康湖北2030"行动纲要》(鄂发〔2017〕6号),积极推进健康湖北建设。2017年3月23日,全省卫生与健康大会在武汉召开,会议强调,要切实把人民健康摆在优先发展的战略地位,努力全方位、全周期保障人民健康,加快推进健康湖北建设。时任省委书记应勇反复强调要大力实施健康湖北行动,筑牢公共卫生防护网,全方位全周期保障人民健康。要倡导大健康理念,坚持预防为主,推动以治病为中心向以健康为中心转变,营造全社会共同重视健康、促进健康的浓厚氛围。

为了保证健康中国战略的贯彻实施,《"健康中国2030"规划纲要》明确要求建立常态化、经常化的督查考核机制,强化激励和问责。建立健全监测评价机制,制定规划纲要任务部门分工方案和监测评估方案,并对实施进度和效果进行年度监测和评估,适时对目标任务进行必要地调整。2017—2018年,湖北省先后出台《"健康湖北2030"行动纲要重点任务分工方案》(鄂政办函〔2017〕50号)等多项文件,明确指出:加强健康湖北实施的强制力与约束力,建立规划实施的监测评估机制,组织相关部门和专家对规划实施情况开展评估,监督重大项目执行情况,及时发现并修正规划实施中存在的问题,建立对市(州)、县(区)的评价机制、考核机制,完善部门联动机制,形成党政齐抓共管、部门通力协作的工作格局,推动各项工作落实。

构建健康湖北评估体系是落实健康中国和健康湖北政策的战略任务,也是适应新时期湖北卫生事业改革发展的内在要求,更是协调湖北经济发展与湖北居民健康之间关系的制度保障。

二、研究目的和意义

"十四五"时期是湖北省全面建成小康社会之后,乘势而上开启全面建设社会主义现代化新征程的第一个五年,也是谱写新时代湖北高质量发展新篇章的关键五年。进入新发展阶段,贯彻新发展理念,服务构建新发展格局,加快"建成支点、走在前列、谱写新篇"进程,以疫后重振和高质量发展的实际成效体现湖北担当、展现湖北作为。作为全国疫情最重、管控时间最长、冲击影响最大的省份,疫后重振和高质量发展面临较多困难,社会经济的全面发展对卫生健康提出了更高的要求,也是推进卫生事业健康协调发展的机遇和关键时期。在科学推进《"健康湖北2030"行动纲要》,统筹谋划全省卫生健康事业发展的战略之际,开展健康湖北综合评估体系的构建与实证研究,为探索健康湖北的深入推进,找准支点,解决重点难点,提高健康湖北行动的效率和有效性,提升服务质量,改善全省人民的健康水平,并为各级决策者提供政策依据和建议,具有十分重要的社会、经济意义和作用。

健康湖北评估的开展和应用,目标是整合健康影响评价、卫生健康服务的社会经济影响评价等理念和评估体系,建立全面评估健康湖北建设的指标体系、评估模式和评估机制,科学评价健康湖北政策、行动本身及其对全省居民的健康理念、健康生活方式、健康状况产生的影响和持续作用,以及评估工作本身对提升服务质量、服务效果、服务效率的促进作用,包括政府政策、筹资、资源配置等方面的改善,从而为今后全省开展健康湖北或健康城市评估提供经验和决策依据。开展健康湖北评估对于大力推进全民健身事业、大力改善工作生活环境、大力提高医疗保健水平,最终促进人民的健康起着举足轻重的作用。

本书作为推进健康湖北建设的相关研究,紧密联系《"健康湖北2030"行动纲要》的进展和存在的问题,以公共管理、健康评估等相关理论为指导,通过文献研究、现场调研等方法,重点探索省域健康战略评估的整体指导思路、健康湖北综合评估指标体系的纳入方法、健康湖北综合评估的工作流程和步骤探索,剖析健康湖北建设在计划形成、过程中的科学性,分析可能存在的问题,提供健康湖北建设在个体、社区和全省层面发生的卫生与健康改变的证据,整理健康湖北行动综合评估的思路和框架并提出相关的可行性建议。

三、研究内容和方法

(一) 主要研究内容

1. 基于文献的国内外健康战略评估研究 首先,在已有文献的基础上,继续通过专业数据库和在线网站收集国内外国家、区域和健康城市战略的相关政策、研究和进展;重点梳理有关健康评估、健康影响评价、评估机制等研究文献,解读健康湖北评估的内涵,分析健康湖北评估的构成要素;并对其进行总结和提炼,掌握当前国内外关于健康评估的研究框架、研究方法,把握健康战略的整体发展思路,从宏观和整体的层面为开展健康湖北评估提供研究基础并把握评估方向和指标体系的构建。

其次,从现有的工作入手,收集健康相关评估、健康影响评价工作或项目,分析当前健康评估中面临的问题和技术难点,并结合当前国内外的研究进展和研究重点,对现有的评估体系、评估方法等内容进行剖析和反思,从研究的视角对健康湖北评估、健康影响评价研究的开展提出可行的建议。

2. 健康湖北评估指标体系研究 在文献研究的基础上,借鉴卫生经济学、卫生政策分析等相关理论和方法,搭建健康体系评估的相关理论框架,并结合健康评估的特点及湖北省实际情况,探索构建以健康中国和健康城市评估指标体系为基础的健康湖北评估框架。研究将主要参考世界卫生组织(WHO)推荐的卫生体系评估框架和健康战略评估框架,从健康湖北行动的启动、过程和结果这三个阶段来评估健康湖北的实施效果。

(1) 健康湖北投入评价指标。根据健康湖北评估框架,将健康湖北启动阶段初始变量指标,筹资、组织管理、资源配置等指标进行分解,合理选取下一级相关指标并形成健康湖北初始变量指标体系;同时结合国家和省健康中国、健康湖北政策调整情况,对初始变量指标体系不断调整完善。此外,研究还将健康湖北组织管理活动作为评价内容之一。该部分研究内容将主要利用调查和访谈的形式,通过对抽样地区的政府部门采集相关数据和资料进行分析。

(2)健康湖北过程评价指标。通过定量指标体系的构建、评估,结合案例研究重点考察健康湖北行动的工作效率;结合具体的疾病防控和应急等相关工作,在案例分析的基础上开展社会影响评价,考核健康湖北行动的有效性;通过对健康湖北行动过程中的服务可及性、服务可得性及服务公平性指标进行评估,评估健康湖北行动的公平性。

(3)健康湖北结果评价指标。主要以健康水平的改善和健康湖北建设各方对健康湖北建设的满意度为主要指标。健康水平的改善评价选择湖北省内东中西部若干城市,在每个城市抽取一个区、一个县,每个区、县抽取两个社区,每个社区抽取200名16~69岁居民(WHO推荐社区中一个单位的最小样本量为200人,此外,考虑资源的有限性及现实中大样本量可操作性不强,而且由于资源的局限性,样本量定为200人)做对比研究。个体健康水平评估拟通过现场定量调查的方式调查、分析个体健康水平的改善情况。个体健康水平包含个体健康知识水平(健康概念、健康观点、健康态度和健康知识等)、健康技能水平(健康行为、健康方式和应急处理技能等)以及人群健康水平(自我健康评价、传染病发病等)三个维度。

3. 健康湖北行动的评估机制研究　　全面收集健康湖北评估的数据信息,在建立综合性评估模式,合理设计健康湖北评估的要素指标的前提下,通过建立合理高效的评估机制,优化评估体系,整合各种评估模式的基本要素,降低评估误差,使其具有能够适应多重健康湖北属性的评估机制,具体研究内容包括以下几个方面。

(1)探索建立并完善健康湖北评估流程。通过完善"确定评估对象—开展论证调研—设计评估指标—实施健康湖北评估—后期跟踪落实"的评估流程,将健康湖北评估纳入公共政策的全过程。首先,明确具有多重属性的健康湖北评估对象。其次,完善健康湖北评估流程。在政策制定的论证期间,就政策可能产生的健康影响进行充分调研,在政策制定时考虑调研相关意见;在已有政策的运行过程中,对政策能否兼顾健康湖北的需求和利益等进行实施效果评估和政策文本分析;再次,在监测过程中收集统计数据和指标,对行动的落实情况进行跟踪与监测。最后,选取恰当的分析方法,开发科学的指标体系。

(2)探索健康湖北评估的组织实施机制。通过规范性来保证评估工作的科学开展,并对违反相关规范的单位和部门及其领导进行问责追究。首先,探索建立科学合理的信息沟通和组织协调机制,促进各地将健康湖北和健康城市评估机制纳入各级政府经济和社会发展五年规划,对实施效果进行动态监测。其次,探索建立跨部门的协同参与机制,评估主体、客体、信息采集部门,特别是在发改、环保主要部门间实现有效沟通和协调,充分协商讨论并就健康湖北和健康城市评估达成共识。再次,探索构建多元主体、多方参与的评估实施机制,将专家、学者、居民、企业和非政府组织纳入健康湖北和健康城市评估决策中,以保证各层次人员对评估的理解和支持;探索建立权威、稳定的第三方专业机构开展长期追踪评估工作,保证评估的客观公正、公开透明。最后,建立公共政策专家咨询制度。充分利用各地高校与科研院所的专家力量,为健康湖北评估工作提供多学科视角,提升评估工作的科学性与全面性。

(3)构建健康湖北信息监测和管理机制。首先,探索建立健康湖北信息监测网络,充分利用大数据战略背景下的现代信息技术工具,准确收集、处理、存储健康湖北统计数据,构建健康湖北信息统计分析的常规机制,通过建设数据信息的统计监测体系,建立和完善统计数据质量保证体系,改进数据信息传递制度,建立信息校验系统,保持数据统计工作的独立性,保证健康湖北信息甄别的质量。其次,探索建立健康湖北基础数据库。通过已有的疾病预防控制监测网络以及其他数据监测网,对传染病、慢病、环境等相关数据,以标准、统一的方式进行收集和管理,以方便数据的搜索、提取与利用并在此基础上整合各部门的健康湖北监测数据,建立大数据集成数据库。

(4)创新健康湖北评估的约束机制。首先,构建多元化的评估主体体系。建立由行政、权力机关、专家学者、群众组织、社会舆论等多元主体构成的监督体系,形成一个全方位、多层次、强有力的监督网络。其次,探索全面和全程监督机制。即探索一套规则或机制,使得方法科学化、评估透明化、程序公平化,在评估过程中对评估主体、评估对象的行为等各个方面进行监督。最后,探索建立健全评估责任追究机制。探索建立与评估主体评估权力相适应的评估责任,明确基于评估责任的标准和程序。

4. 健康湖北行动评估的政策建议 一是在定量评估和案例分析的基础上,详细分析评估过程发现的健康湖北相关的各类问题、症结和相关考核指标的推进情况,并在此基础上提出有针对性的改进策略和建议。二是在研究的基础上,通过健康湖北评估有针对性地提出可推广复制的经验和方法,通过政策咨询报告等形式在全省推广。三是通过此研究积累经验,规范流程,保存数据,培养队伍,为进一步推动健康湖北工作和开展深入研究打下坚实的基础。

(二)研究方法

1. 文献研究法 全面、翔实地把握本研究最新的研究资料,是开展研究的基础性工作。本研究涉及的理论多、来源广泛，健康战略的评估也是近年来被关注的热门方向，研究将结合公共政策、社会学、公共管理、统计分析等理论，广泛收集、梳理和分析国内外健康战略评估、健康影响评估、社会经济影响评价等相关文献对本研究的关注视角、研究进展、学术贡献及存在的缺憾，总结提炼观点、方法等内容，从而为本研究提供必要的支持。文献主要检索万方、中国知网等电子文献数据库、各国卫生健康组织网站（主要包括WHO、中华人民共和国卫健委、中国疾病预防控制中心、美国疾病预防控制中心、美国国立卫生院、美国医学会等，以及谷歌、百度等常用搜索引擎）、内部出版物等，收集健康湖北考核指标评价方面相关的国内外期刊论文及著作，并进行文献分析与评估。同时，全面收集目前我省健康城市工作现状，对相关结果进行整理、分类及分析，明确我省现状及相关因素，结合健康中国规划，参考WHO可量化健康城市评估指标和卫健委关于健康城市评价的指南和框架，结合湖北省实际建设情况及健康城市建设需求，确定评价要素。

2. 现场调查法 针对评估的初始阶段、行动过程和结果都涉及一些调查内容，现场调查主要以问卷调查、深入访谈、一般访谈为主。

（1）问卷调查。自行设计《健康湖北综合评估调查访谈问卷》，综合考虑湖北省各地社会经济发展水平和地域特征，结合开展健康湖北和健康城市建设的具体情况，在我省东、中、西部各选取六个市（州），每个市（州）各抽取一个区、一个县为调查地，每个调查地按随机偶遇的原则抽取200位居民为对象进行问卷调查，了解居民个体健康水平情况。

（2）定性访谈。根据研究内容自定访谈提纲，通过焦点小组访谈法、个人深入访谈法，收集各方对健康影响评估相关原则及步骤、方法、指标体系的意见和建议。了解健康城市创建的重点及难点，以更好地指导建立较为完善的评估指标体系。访谈对象包括普通群众，相关政府领导，健康城市建设相关部门和机构（如爱卫办、卫生、环保、公安、体育、教育部门等）决策者、管理者、工作人员等。

3. 专家咨询法 挑选具有副高以上职称卫生经济、公共管理、社会医学等相关领域了解健康湖北建设、健康城市建设、全国卫生城市创建等工作的专家和研究人员为咨询对象。采用德尔菲法筛选指标，确定不同指标权重。具体步骤如下：首先将选定适量专家人数，对健康湖北综合评估涉及相关要素开展专家咨询，经过对咨询结果的统计分析和指标筛选，在征求有关专家意见的基础上，同时给不同专家意见进行权重赋值，按照指标的可行性、实用性、客观性及完备性等基本原则，确定健康湖北综合评估相关指标。

4. 案例分析法 本研究主题比较宽泛，牵涉的变量比较复杂，结论的推导需要依靠多种证据材料，适合采用案例法进行研究。研究将立足于已有的公共治理等理论框架，在研究中选取部分开展了健康湖北行动以及相关评估工作的地区作为实例，采用解释性案例为主的案例研究方法开展研究。

5. 数理分析法 运用 SPSS 20.0 做统计分析。将收集的各类数据资料采用双人核对的方式,将数据录入 Excel 表;首先对资料做一般描述统计分析;再采用卡方检验分析不同指标间的相互影响关系;运用因子分析对指标进行分析,探寻各指标的类属关系,继而用主成分回归分析影响健康湖北结局变量的主要因素。

(三)研究思路与技术路线

(1)从定性研究入手,梳理国内外研究文献,明确当前关于国家健康战略、健康城市评估以及环境、项目健康影响评估的研究现状,解读健康湖北评估的内涵,分析健康湖北评估的构成要素,掌握当前关于健康评估的研究现状。

(2)分析和总结我国健康评估的现状,对我国健康评估中的问题进行反思。并结合我省的实际情况,对卫生体系评估框架和健康评估框架进行整合,提出并构建健康湖北评估框架,进一步细化健康湖北评估的评估对象、评估内容和评估体系。

(3)根据健康湖北评估框架,对健康湖北行动的初始变量即筹资机制、组织结构、组织管理、房屋及设备配备、服务提供和资源生成进行评估。即先通过基线调查的方式了解健康湖北初始阶段上述变量的基本情况,然后在健康湖北行动实施两年后开展相应调查,进行前后比较。其中,对于健康湖北行动启动阶段的政策变化,本研究将在湖北省内部分地区选取开展健康城市建设的地区,针对其推出的与健康湖北相匹配的健康政策,从健康影响评估的角度剖析政策的构成要素和评估指标体系并开展实地研究,从而将健康影响评估的内容镶嵌到健康评估的框架内进行研究。与此同时,研究将以定量和案例分析结合的方式综合评估健康湖北行动的初始变量。

(4)对健康湖北行动的过程进行评估。选取省内开展健康城市试点的地区,一是以政府及政府各部门在"健康融入所有政策"的导引下开展的健康湖北相关行动为评估内容,通过定量指标体系的构建、评估,结合案例研究重点考察健康湖北行动的工作成效;二是以疾控机构在健康湖北推进过程中的作用,结合具体的疾病防控和应急等相关工作,在构建定量评估指标体系,开展社会影响评估和结合案例分析的基础上,考核健康湖北服务的有效性;三是构建相关指标对健康湖北行动过程中的服务可及性、服务可得性及服务公平性进行评估,考察健康湖北行动是否公平可行;四是在前面研究的基础上,通过定量和解释性案例的分析方法对健康湖北行动的过程进行综合判断和评估。

(5)把健康湖北看作一个整体的项目,首先从整体的视角,以定量研究的方法构建健康水平改善的评估指标体系并进行相关评估,同时结合案例分析的方式考察健康湖北行动对人群健康改善的影响；其次构建指标体系，对健康湖北行动相关利益方的满意度进行评估，主要包括政府、社会和人群；再次，通过构建相关指标体系对健康湖北行动的结果进行总体评估。

（6）以公共管理和治理理论为出发点，通过理论研究和案例研究相结合的方法，从评估体系、评估流程、评估监测和评估管理等方面构建完整的健康湖北评估机制，从而保障健康湖北评估的完整性和正当性。

（7）对上述研究进行综合和整合，构建健康湖北多重属性的评估体系；并在此基础上探讨健康湖北全民行动进一步改善的具体方案和政策建议，为相关决策者提供政策咨询。同时，在总结本研究的基础上，以湖北省的实践为起点，进一步探讨国家健康策略、健康城市以及省域健康策略的研究方向，拓展健康战略的研究深度和广度。

"健康湖北"综合评价技术路线见图1-1。

（四）研究创新之处

1. 学术思想创新　本研究创新之一在于借鉴卫生体系系统评估的模型构建健康湖北综合评估框架；其次，本研究将健康影响评估和健康服务的社会经济影响评估融入健康湖北评估框架，拓展了研究视角，也将促进健康湖北评估工作的融合与整合。

2. 学术观点创新　本研究假设健康湖北行动的有效性可以通过健康湖北相关服务的提供进行评估，而疾控机构开展的重大疾病防控和卫生应急活动，正是健康湖北服务提供的重要内容。因此，从理论上可以根据疾控机构开展的服务来反映健康湖北行动的有效性，正是基于此观点的创新，本研究将疾控服务提供的社会经济影响评估引入健康湖北过程评估中，并通过一定的方法将此社会经济影响评估转换为反映行动有效性的指标。

3. 研究方法创新　本研究将定性研究与定量研究结合，将理论研究和实践研究结合，将德尔菲法和数学模型相结合，将文献研究和案例研究相结合，系统全面地构建健康湖北综合评估体系，拓展了研究方法，对于评价其他重大事件对健康的影响具有一定的学术指导意义。

本研究将参照国内外有关资料，通过相关的研究建立一套比较完善的符合国际标准和中国国情的健康指标体系，以全面、客观地反映健康湖北在不同阶段的成果和影响。将健康湖北评估与健康影响评估、疾控工作的社会影响评估等理论框架进行充分融合和整合，提出完整的健康湖北综合评估体系和评估机制。

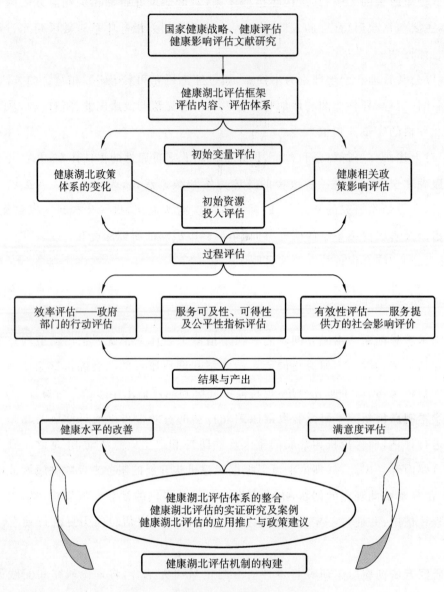

图 1-1 "健康湖北"综合评价技术路线

(五)研究的重点和难点

本研究首次将健康湖北行动的具体活动与健康影响因素相结合,通过分析健康湖北相关活动对健康各因素的影响,结合文献研究全面了解世界各国用于评价健康的指标体系,进而利用相关分析方法将评价对象和度量目标划分成若干部分、侧面(即子系统),并逐步细分(即形成各级子系统及功能模块),直到每一部分和侧面都可以用具体的统计指标来描述、实现。

1. 研究重点 研究重点主要集中于以下四个方面：一是构建完整健康湖北综合评估体系和整体评估指标体系；二是开展健康影响评估研究；三是开展疾控服务的社会经济影响评估；四是构建健康湖北综合评估体系的评估机制。

2. 研究难点 健康湖北行动评估对于评估其他重大事件对健康的影响具有一定的学术指导意义。但该指标体系的建立在学术和技术上具有较大的难度和挑战性。

首先，健康湖北评估包含了工作评估、健康影响评估、服务的社会影响评估等多种因素和多种评估体系，这对于建立适合的综合评估体系是一个技术难点。

其次，研究建立的评估指标的深度和广度、定性指标和定量指标选择比例及其使用等都将成为研究的难点和亮点。

最后，健康湖北评估在实施过程中所使用的指标的有效性、可操作性是本研究能否达到预期目标的关键所在。

（六）研究的不足之处

首先，本研究所需数据，一方面需要通过现场问卷调查和访谈获取；另一方面，更需要各地卫健委、疾控中心等政府部门提供。但研究开展不久后，新冠疫情暴发，对本研究进度产生了较大的影响，部分指标也未能及时获取，不能不说是一种遗憾。

其次，由于部分指标未能获取，导致德尔菲法产生的指标和实际获取的指标有所区别，因此，在研究中删掉了德尔菲法相关的内容，对产生的指标也做了适当的调整。

最后，同样是考虑到新冠疫情的原因，对健康影响评估部分的内容做了一定的调整。

第二章
健康湖北评估框架与指标体系的构建

一、相关理论基础

(一)系统论

系统论(system approach)作为一门科学,是理论生物学家贝塔朗菲(Bertalanffy)创立的。系统是由若干要素以一定结构形式联结构成的具有某种功能的有机整体。每个系统都由若干要素组成,但系统的性质和功能不是各个要素性质和功能的简单相加,也不能把系统的性质和功能还原为各个要素的性质和功能。系统中的各个要素是相互联系、相互作用的,并以要素之间的相互联系、相互作用而构成系统的存在,系统的性质和功能来自其各个要素性质与功能的综合作用。系统分析是运用系统论的原理,把研究对象作为系统,进行综合和分析,考察系统整体与部分、整体与结构及层次、系统与环境、结构与功能等相互关系,以揭示其本质与规律的方法。系统的基本特征包括整体性、结构性、目的性、动态性、环境适应性等。

任何系统都是一个转换机构,即把一定的输入转换为一定的输出,再进一步地反馈到输入,如此反复运转。因此,系统全部活动归结为输入、运行、输出和反馈四个部分。输入是指环境对系统的作用,即环境向系统输入物质、能量和信息的过程。运行是指系统内部对接收的物质、能量和信息进行加工、处理或改造,使之转换成新的形式的物质、能量和信息。输出是将系统转换后的物质、能量和信息输送出去,向环境进行反输入并作用于环境。这个环节才是系统存在的目的,是系统的效率或对目标的实现程度的表现。反馈是把系统的输出结果对环境反作用的状况作为新的信息输入系统中,开始系统新的运转循环。反馈作用使得系统成为开放的、闭环的回路,能自我调节,达到最佳的平衡。系统输出结果同时受系统所处环境和系统内部状态两个方面因素的影响,不过起决定作用的是系统内部状态,即取决于系统内部对输入的转换能力和水平,并最终决定了系统结构的优化程度。系统的运行过程可形象地用图2-1表示。

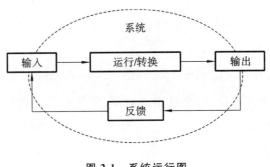

图2-1　系统运行图

(二)卫生系统评估模型

1. SPO模型　20世纪60年代,美国学者、系统论大师多那比第安(Avedis Donabedian)根据系统论的原理提出了Structure(结构)、Process(过程)、Outcome(结果)三维卫生绩效评价模型,并通过《The quality of care. How can it be assessed?》《Quality assurance:Structure,process and outcome》《The role of outcomes in quality assessment and assurance》等多篇文章对模型进行了不断补充和完善。该模型中S是指医疗机构中组织机构、诊疗范围及项目、总床数、人力资源配置等;P是指医疗机构运行的效率质量,如各类制度流程、诊疗路径、措施督查、培训考核等;O是指医疗机构终末质量,包括门急诊病人量、手术量、住院率、发病率、医院感染率、剖宫产率、死亡率等。不难发现,SPO模型中,结构就是特定医疗机构这一系统的投入,过程就是医疗机构在现有的人、财、物条件下进行的各种转换,结果也就是向系统外输出的各种服务和信息;输出作为一种反馈会对医疗机构生存的环境产生一定影响,而这种影响也会作用在环境对医疗机构的各种投入。该模型对全世界医院质量管理实践及评价影响深远,20世纪80年代至90年代,许多国家已在此模型的基础上建立相应的医院管理质量标准和评价指标。

2. 肖庆伦的卫生系统评估三阶段模型　哈佛大学肖庆伦和海勒在2007年提交给国际货币基金组织的一份工作报告《What should macroeconomists know about health care policy?》中提出卫生系统评价的三阶段模型。他们认为不同国家卫生系统的目标都必然因受一国既有的法律制度和政策影响而各有不同,但在改善民众健康、防范因病致贫、获得公共支持和赢得满意度等方面表现出较高的一致性。因此,卫生系统的目标可以抽象概括为提高健康水平(health status)、健康风险防范(risk protection)和民众满意度(consumer satisfaction),这个总目标也就是卫生系统产出应该实现的结果。为了实现这一目标,达成最终的结果,一个国家卫生体系的主要措施一般包括以下几个方面。

(1)筹资方式(financing)。卫生系统筹资方式会决定卫生机构的性质是公立、准公立、非营利私人机构或营利私人机构,同时它也会对资源配置、交易成本和政策是否有效发挥作用产生很大影响。

(2)卫生系统组织方式(organization for delivery of healthcare)。这主要是指卫生服务提供者是如何被组织和管理的,它会对服务效率、服务可及性和服务质量这些中介变量产生直接影响,进而对健康水平、卫生事业总费用、居民满意度等结局变量产生影响。

(3)支付或激励制度(payments or incentive structure)。支付制度是指如何通过向个人和服务组织支付或提供资金来筹集卫生资源,它对服务效率和服务质量有直接的影响,同时它也决定了卫生体系内不同参与者财务风险分担的机制。它也会对服务效率、服务可及性和服务质量等中介变量产生直接影响。

(4)法规制度(regulation)。政府对各类组织和个人的治理是通过法规或制度实现的。有效的治理既要求有好的制度方案设计,还需要有执行力的政府。制度设计有误、执行乏力都是治理失败的潜在风险。

(5)宣传教育(persuasion)。一国政府还可以通过各种宣传手段、教育和信息手段转变居民的健康观念、期望、生活方式、偏好,从而提高卫生体系的结局变量。

肖庆伦的卫生系统评价三阶段模型可以形象地用图 2-2 表示。

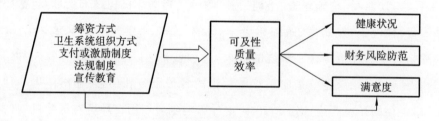

图 2-2 肖庆伦的卫生系统评估三阶段模型

3. Kutzin 的卫生体系改革评价模型 无独有偶,Kutzin(2005)在对欧洲和中亚部分国家的家庭医疗和初级医疗改革评价中也指出,改革通常是在特定的环境变量驱动下,在明确改革目标后,采用一定手段实施的。根据系统理论的指导,借鉴肖庆伦卫生系统评价三阶段模型,Kutzin 认为评价卫生系统改革应首先描述政策发生了什么变化,这些变化对卫生体系造成了哪些影响,最终卫生体系产出发生了哪些变化。一国卫生政策最常见指向有组织结构、筹资方式、资源配置和服务提供方式等;政策实施通过提高服务公平性、服务效率、服务效果,以及丰富居民服务选择,最终实现改革期盼的健康水平改善、防范因病致贫和满意度提升等变量正向转变的结局。这一评价思路详见图 2-3。

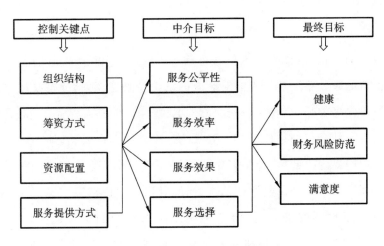

图 2-3　Kutzin 卫生体系改革评估模型

二、国外健康评估的比较研究

西方国家的健康理念和国家区域健康战略相关的理论研究与实践开展较早。关注的焦点主要集中在健康的内涵与价值、健康公平、健康生活方式等方面,区域健康战略的研究重心也经历了多次调整和改进。代表性研究成果主要有以下几个方面。

(一)健康与健康公平研究现状

1. 健康的内涵与价值　1946 年,WHO 提出:健康不仅仅是身体没有疾病,还要有完整的心理、生理状态和社会适应能力。这种认识在西方学者较早的研究中就有所展示。马斯洛(1943)认为历史上最伟大与最杰出的人物都是将健康的外在价值最大化,健康不是没有疾病,而是成就伟大的最高能力要求;格罗斯曼(1972)认为健康具有内在价值和外在价值,内在价值是获得健康所需要的物质和劳务投入,而外在价值是一个人的健康所创造的社会、个人、物质、精神财富;森(1985)提出健康是促进人们有效工作的最重要的可行能力,健康人也绝不仅是生物学意义上所指的没有疾病的人。福斯(2015)认为从某种意义上讲,人类就是牺牲健康去换取其他的收益,健康的价值体现在健康产出的有效性和外部性。这些研究都论证并肯定了健康的内涵与价值。

2. 健康影响因素 随着人口老龄化的加剧,疾病谱发生重大变化,由不良生活习惯引起的健康问题开始引起学者的高度关注。维护健康需要国家总体规划和其他部门的配套政策,同样也需要个人生活方式的积极转变。1992 年,WHO 在《维多利亚宣言》中提出了健康的四大基石——合理膳食、适量运动、戒烟限酒和心理平衡,并将影响健康的因素总结为"健康=60%生活方式+15%遗传因素+10%社会因素+8%医疗因素+7%气候因素"。格兰仕(1990)认为健康教育对健康行为的养成具有促进作用。唐纳森(2012)研究发现,体育运动能成为人们践行健康生活、促进健康的重要影响因素。

3. 健康权与健康公平 随着人们对健康的认识越来越深刻,健康权作为一项基本人权应该得到法律保障的呼声越来越高。1948 年联合国《世界人权宣言》正式确立了健康权作为基本人权或社会权的地位;1966 年《经济、社会及文化权利国际公约》对健康权的含义做出了明确的界定。此后,保障健康权逐渐在各国的宪法与法律中得到体现,一些国家开始立法确定国家对公民健康的基本责任,并出台促进健康的规划与政策。随着健康权作为基本人权地位的确立,健康公平问题越来越受到学者的关注和重视。托宾(1970)认为健康公平是人类生存和发展过程中最基础的一种机会公平;艾奇逊(1998)研究发现,即使在一些具有良好健康状况的国家,预期寿命的不公平仍在持续;扎通斯基(2007)指出欧洲发展面临的最大挑战是东西部的健康差距;洪(2011)等也发现韩国存在严重的地区间健康不公平问题,认为要以更公平的收入分配制度来促进地区间的健康公平。为了解决健康不公平的问题,各国健康战略的重心也有所转变。

(二)各国国家健康战略开展现状

1. 美国"健康公民计划" 美国是世界上最早实施健康战略的国家。从 20 世纪 70 年代开始,美国每十年发布一次"健康公民计划",通过总结既往经验,并结合当时的社会健康环境,不断改进战略内容、制定新的政策。第一代计划突出大健康理念与健康预防;第二代计划则强调多方合作、共同分担责任;第三代计划强调个人健康与群体健康的不可分割性;第四代计划则提出"实现高质量的生活方式、改善人群的健康行为、促进健康公平、建设全民健康物质环境"四大目标。美国"健康公民计划"关注的重点人群,在初始基础上不断增加,逐渐覆盖整个生命周期;在按照个体及遗传因素、行为生活方式、卫生保健服务、社会环境因素和自然环境五大类健康影响因素作为分类框架总体结构上,除1990 年的"健康公民计划"未包含自然环境因素外,其余三期均涵盖了五个方面的健康影响因素。"健康公民计划"关注的优先领域逐步扩大,从 1990 年 15 个领域增加到

2020年的42个;内容上持续关注及动态调整,四期健康战略都强调了妇幼健康、控烟限酒、药物滥用、营养、疾病健康、免疫接种、职业卫生、食药安全、事故预防和伤害控制等内容,且内涵不断丰富。"健康公民计划"内容的变化反映了美国健康问题关注焦点的变迁,同时也代表了国家卫生战略重心的转移(刘硕、张士靖,2011)。"健康公民2030"战略在"健康公民2020"的基础上重点更加突出,关注政府部门协作,并提出三类发展目标。"健康公民2030"还将健康相关的社会决定性因素分为出生、生活、学习、工作、娱乐、信仰和年龄等环境条件,这些条件会影响广泛的健康、功能、生活质量结局和风险。美国健康战略不仅关注个体健康,而且注重通过建设健康社区来促进个体健康(代涛等,2008),强调国家不同部门和组织间的统筹与协作,将健康促进作为国家健康战略的重要指标(彭国强等,2016)。每隔五年,美国国家卫生统计中心都会发布"健康公民"战略实施的中期报告和终期报告,综合评估健康战略实施效果,在前健康战略基础上调整,提出新的、有针对性的健康战略,并通过多政府部门和公众的共同参与以确保健康战略的顺利实施。

2. 日本"国民健康增进运动" 日本在1978年和1988年先后制定了2次国民健康增进十年计划。进入21世纪,日本为应对人口快速老龄化和医疗费用负担沉重等一系列问题,开始继续实施第三次国民健康增进运动(2000—2010年),即"21世纪国民健康增进运动"计划,这标志着日本的国家健康战略走向常态化、制度化和法律化。该计划把减少壮年期的死亡、延长健康寿命、提高生活质量、实现所有居民的身心健康、建立有活力的社会等作为主要目标。然而,"21世纪国民健康增进运动"提高个体健康水平的效果有限,由不良生活方式引发的健康问题非常严重。为了适应现代生活的变化,日本政府对其健康计划进行了调整与完善,"21世纪国民健康增进运动"第二期(2013—2022年)提出了"运动第一,饮食第二,坚决禁烟,最后才是药物"的口号,具体制定并实施了"增进健康的运动基准",进一步强调健康运动与健康生活方式的重要性。2015年,为应对迅速加剧的人口老龄化、少子化和医疗环境巨变,日本又提出了《健康日本2035——通过医疗卫生引领全球》,即"健康日本2035"愿景,旨在构建一个面向未来20年、适用于全人类、有助于日本经济增长和财富稳定的医疗卫生体系,转变现有的医疗保健模式,推动每个人发挥潜能,关注自身健康,实现"健康日本"。根据2015年《世界卫生统计》,日本的人均寿命已经达到84岁,居全球人均寿命榜榜首。日本的公共卫生项目取得成功的重要原因不仅在于强调预防保健、健康教育以及人人参与,还在于每一个细节都做得尽善尽美,努力实现医疗服务的规范化、精细化和个性化(张鑫华,2012)。

3. 其他国家健康战略 英国国家健康战略的制定始终围绕着NHS的改革与发展进

行。2001年英国卫生部门启动了"寻求未来健康"的中长期战略研究,2010年发布了"健康生活,健康国民:英国的公共卫生战略",2013年英格兰公共卫生署(PHE)发布了《英国公共卫生成果框架2013—2016》,明确了提高预期健康寿命、缩小不同社区之间预期健康寿命差异的公共卫生服务目标,为保护和促进全生命周期健康、减少健康不平等奠定了基础。

加拿大自2001年起成立了未来健康委员会,开始开展国家健康战略研究。在发布"构建价值:加拿大未来医疗卫生体系"健康战略报告的基础上,基于加拿大卫生发展状况,卫生部提出了国家健康战略的愿景、目标和具体的实施方案。其中,将提高全民健康水平、多部门参与提升公立医疗机构和卫生系统的绩效、强化居民健康意识与健康责任等作为主要目标。

4. 健康中国战略 自20世纪中叶以来,建设健康社会已成为世界各国提升治理能力的重要内容。随着经济的发展和社会的进步,人们越来越认识到健康的重要性。一个国家的国民健康水平成为该国的实力与文明程度的标志。1978年,世界卫生组织发表的《阿拉木图宣言》指出,健康是基本的人权,尽可能地提升人民的健康水平,是世界各国的重要目标。此后,世界发达国家和许多发展中国家纷纷提出自己的改善国民健康的计划项目。这也是上述国家开展国民健康项目的背景。

中华人民共和国成立后,党和政府高度关注人民群众的卫生与健康问题。2016年8月19日,习近平总书记在全国卫生与健康大会上指出:"要把人民健康放在优先发展的战略地位,以普及健康生活、优化健康服务、完善健康保障、建设健康环境、发展健康产业为重点,加快推进健康中国建设,努力全方位、全周期保障人民健康,为实现'两个一百年'奋斗目标、实现中华民族伟大复兴的中国梦打下坚实健康基础。"习近平总书记强调:"推进健康中国建设,是我们党对人民的郑重承诺。各级党委和政府要把这项重大民心工程摆上重要日程,强化责任担当,狠抓推动落实。"习近平总书记关于卫生健康事业的发展和健康中国建设的重要论述,立意高远,内涵丰富,思想深刻,具有十分重要的指导意义。

党的十八大以来,以习近平同志为核心的党中央把维护人民健康摆在更加突出的位置,召开全国卫生与健康大会,确立新时代卫生与健康工作方针,印发《"健康中国2030"规划纲要》,发出建设健康中国的号召。2015年,党的十八届五中全会明确提出"推进健康中国建设"的新目标。2016年8月26日,习近平总书记主持召开中共中央政治局会议,审议通过"健康中国2030"规划纲要。会议指出,编制和实施"健康中国2030"规划纲要是贯彻落实党的十八届五中全会精神、保障人民健康的重大举措,对全面建成小康社会、加快推进社会主义现代化具有重大意义。同时,这也是我国积极参与全球健康治理、履行我国对联合国"2030可持续发展议程"承诺的重要举措。2017年,党的十九大报告指出,"人民健康是民族昌盛和国家富强的重要标志",将"健康中国建设"作为一项国家战略,提高到优先发展的地位。2022年,党的二十大报告再次提出要"推进健康中国建设。人民健康是民族昌盛和国家强盛的重要标志。把保障人民健康放在优先发展的战略位置,完善人民健康促进政策"。

健康中国战略是中国共产党在新时代背景下,以提高全体人民健康水平为根本目的,以健康服务、生活健康、健康保障、健康环境、健康产业、健康支撑与保障为框架建立起来的国家战略,是我国国家战略体系中国民经济社会领域的重要内容,是我国改善和保障民生的战略部署,是全面建成小康社会,完成党的"两个一百年"奋斗目标,实现中华民族伟大复兴中国梦的前提条件。当前我国社会的主要矛盾已转移为人民对美好生活的向往同不均衡、不充分的发展之间的矛盾,以健康水平的提高来为人民的美好生活奠定基础,是党和政府充分认识到健康是涉及人的安全、发展需求的重要因素。健康是促进人的全面发展的必然要求,是经济社会持续发展的前提条件,更是全国人民的共同追求。以人民健康为优先策略,是党和政府的基本任务,反映了我国综合实力和社会文明的发展进步,把健康中国提升到国家战略的高度上来,是新时代我国顺利建成健康社会的重要保障。

三、国内外研究现状

(一)健康战略评估研究现状

1. 健康影响评价研究现状 健康影响评价的兴起源于"影响评价"(impact assessment,IA)和"健康"(health)两个概念的相互作用。"健康影响评价运动"于1980年在北美和一些欧洲国家陆续展开,其旨在将众多复杂的"健康"决定因素整合进现有的"影响评价"体系,唤醒城市发展决策者关于健康与经济、社会发展相关联的意识,从而影响政策制定,同时使公众对疾病的认识水平从狭义的医学领域提高到广义的人居生活环境。20世纪90年代以来,欧盟、泰国、新西兰等国家和地区均建立并实施了健康影响评估制度,广泛应用于政策、规划和建设项目三个层面,涉及环境、产业、社会等多个领域。1999年,WHO欧洲地区办公室发布关于健康影响评价的《哥德堡共同议定书》,对健康影响评价的概念、价值、方法及程序等进行了论述。确立了健康影响评价的四条核心价值,即民主、公平、可持续发展以及证据的伦理使用,成为健康影响评价发展史上的重要里程碑。此后,许多国家和相关组织展开了类型多样的评价实践探索,推动健康影响评价的快速发展。《哥德堡共同议定书》提出健康影响评价是"判断政策、计划或项目对人类健康的潜在影响及其分布的程序、方法和工具的结合。"其基本意图是分析和评价政策、规划、计划和项目等对健康结果(如疾病、损伤以及精神失常等)、健康决定因素以及健康公平的潜在影响,进而提出管控健康影响和促进公共健康的措施和建议。健康影响评价的工作对象往往是那些没有将健康促进作为其初始或者主要目标的政策、规划、计划和项目等。健康影响评价的价值在于将政策、规划、计划和项目等对人群健康及其决定因素的潜在影响及优化建议知会给决策者,以帮助决策者做出更加有利于公共健康的选择,进而达到提高公共健康水平的目标。各国的健康影响评价工作主要由公共健康部门主导,WHO、世界银行等非政府组织也常对各国某些项目开展评估,以系统地评价它们带来的潜在健康危害要素和促进要素,是一种多学科、跨部门的影响评价工具。健康影响评价按时序可分为预期性健康影响评价、回顾性健康影响评价和即时性健康影响评价,分别对尚未实施、已实施和正在实施的政策、计划或项目进行评价。我国《职业病危害评价通则》《学校卫生工作条例》都属于典型的健康评价制度。

2. 健康城市评价指标　健康中国是我国卫生健康工作总目标,健康城市是健康中国的核心要件。健康中国的各个指标和各个重大专项行动,都要在城市建设和治理中加以贯彻实施。落实健康中国战略,城市是当仁不让的主力军。只有打造好一座座健康城市,健康中国才能水到渠成。

20 世纪以来,工业化城市的高速发展在给城市生活和工作带来极大方便的同时,也使社会、卫生和生态等诸多问题日益加剧,如气候变化、雾霾频发、水体污染、交通堵塞等。人类居住健康问题越来越受到全世界的关注。在此背景下,WHO 于 1984 年首次提出"健康城市"(healthy city)的概念,并将之定义为:一个持续发展自然与社会环境,持续拓展社会资源,使人们可以相互支持,生活幸福,从而实现人们最大潜力的城市。鉴于城市发展程度的差异性,WHO 在健康城市建设指标方面并未制定统一的标准,而是采用因地制宜的做法。第 51 届世界卫生大会要求所有成员国全面采用定量和定性的方法进行健康促进的决策和实践,评价和衡量健康城市的发展状况从而有利于了解当前健康城市发展程度,以及为制定健康发展政策和城市问题的解决提供参考。WHO 建立了可量化健康城市评估指标共 12 类 338 项。其中包括人群健康 48 条、城市基础设施 19 条、环境质量 24 条、生活环境 30 条、社区行动 49 条、生活方式和健康行为 20 条、保健福利 34 条、教育及授权 26 条、就业及产业 32 条、收入及家庭生活支出 17 条、地方经济 17 条、人口统计学 22 条。WHO 不设全球统一的指标体系,由各国制定符合国情的标准。

　　Koichiro Moriac(2015)在强调可持续发展的概念上提出了约束性指标框架的概念，即该指标应达到城市环境与经济社会的某些阈值，才能够满足城市和人类的健康需要，该类指标是城市健康可持续发展的必要条件。纵观当前关于城市发展健康评价的指标，专家学者们基于不同的国情和视角相继展开了广泛的研究并提出了很多新的思路，其研究方向、目的、内容存在一定差异性，总体来说大体可分为两类。第一类是以部分社会组织与政府机构为代表，如温哥华、北京、上海、杭州等地提出的健康城市发展规划，以及全国爱卫办提出的国家健康城市标准，这一类指标普遍基于WHO"健康城市"理念及指标体系，研究制定具有指导性和操作性的健康城市项目规划，更关注健康城市的公共卫生属性，指标包含健康人群、健康服务、健康环境等层面，其中地方层面上还考虑了民意指标。这些指标体系实际上是健康城市项目建设的衡量标准，与健康城市广义上的覆盖范围有一定区别，未涵盖健康经济的运行。第二类指标则是将城市看作一个复合系统，主要是从人居环境、生态系统、可持续发展、城镇化质量等角度，系统探讨并建立衡量城市生态宜居、绿色发展、城市低碳、可持续发展等方面的指标体系，这些指标体系与城市健康发展评价紧密相连，侧重于健康城市的某一方面，与健康城市评价仍有区别。例如，绿色发展主要衡量城市环境的生态健康，城市生态系统指标虽有考虑人群指标，但更加关注的是城市整体功能的完整性，宜居城市侧重于对人居环境的舒适度展开研究，对城市经济系统是否健康高效、社会系统是否和谐公平等关注的较少；可持续发展指标主要是从城市长远利益出发提出的理想目标，更侧重于关注城市未来的可持续发展能力以及代际公平，低碳城市主要衡量城市的能源保护与综合利用能力，关注城市系统发展对碳排放的影响。城市化发展质量相关指标虽然关注城市系统的发展问题，但很少关注城市居民的健康感受。约束性指标评价方面，虽然一些地方政府出台的城市规划指标体系（如北京市）存在约束性指标，但国内现有的理论研究的指标体系几乎未考虑约束性指标的特殊性，可能会导致指标评估相互抵消的情况，影响评价结果。例如，中国社会科学院社会发展研究中心对全国150座城市的健康生态宜居度的评价结果显示，空气质量较差的石家庄、郑州城市综合评价值较高，也在健康城市之列。未考虑约束设置也可能导致不能有效指导实践，例如，通过大力发展经济效益而牺牲环境和社会利益，从而使城市建设偏向城市系统的某一个方面发展。

　　3.国家健康战略评价研究现状　　欧盟为实现其"健康欧洲"战略（EU Health Strategy）实施了5年为一期的三阶段联合行动计划（EU support for key public health initiatives）。为配合该计划的实施，欧盟自1998年着手建立首套公共健康评价指标体系，并于2005年开始将其应用于欧盟间各成员国的健康战略实施情况评价，之后评价指标体系和数据内容不断扩充，在最终的2012版欧盟健康评价指标体系中建立起覆盖12个政策领域，包含人口与社会经济状况、健康状态、健康影响因素、健康服务、健康促进五大维度，88个指标项的评价指标体系。

英国的"UK 2020智库"基于英国的疾病谱，于2016年构建出国家健康评价框架，该框架包含可避免死亡率、癌症五年生存率、经年龄调整中风死亡率三大核心维度，19个指标项。该研究提出的可避免死亡率较未经调整死亡率的评价有明显改进。可避免死亡率比较适用于对一个国家或一个地区纵向健康服务能力与水平效果进行评价；由于未考虑到不同地区人群健康风险状况存在的差异，而不适于不同地区间横向比较。

澳大利亚目前有三大国家健康战略评价体系，包括由澳大利亚改革委员会提出的评价体系、健康福利部提出的评价体系以及澳大利亚国家健康工作委员会（NHPC）提出的评价体系。前两者指标项有相当数量的重叠，包括更好的健康、关注预防、公平可及、优质适用、优质安全、完整持续的照护、病患体验、投入效率、可持续，共九个部分。第三个国家健康评价体系，不同于前两者具有完整的指标体系与明确的测度指标项，该评价体系仅为一概念框架，包括健康状况、健康决定因素、健康服务保障体系的表现三个主要领域。其中健康状况包括健康条件、功能、幸福感与死亡四个分维度，健康决定因素包括环境、社会经济、行为与生理四个分维度，健康服务保障则从有效、安全、负责、连续、可及、可持续六个层面进行划分。

加拿大统计局与加拿大卫生咨询研究所联合制定了适用于加拿大国家层面与省域层面健康监测与评价的指标体系。该指标体系从健康状态、健康的非医疗决定因素（包括健康行为、生活工作条件、个人资源、环境因素）、卫生系统的运行与表现以及社区与健康服务四个方面提出包括17项二级指标，共计102个指标项。

美国的《健康公民2030》主要以跨生命周期的健康与幸福、营造健康环境、缩小健康差距、增加健康知识与行动5个基本维度构建理论框架，力图实现五个方面目标：避免可预防性疾病、残疾、伤害和过早死亡；实现健康公平，普及健康知识和消除健康差距；改善社会、物质和经济环境；推动人在生命所有阶段的健康素养和健康行为；让多个部门的利益相关者和公众参与政策制定和执行。该文件提出了56个主题目标，用来召集联邦和非联邦一级的利益相关者参与国家健康战略的制定和实施。每个主题目标包含着相应的具体目标，共计489个，其中核心目标335个，发展目标114个，研究目标40个。在此基础上，从核心目标中提取出了34个最能够反映全国人口健康和幸福状况的主要健康指标，用来追踪评价国家健康战略的实施状况，以及衡量实际状况与目标之间的差距。

健康中国战略是应对工业化、城镇化、现代化所造成的超时劳动、环境污染、食品安全、城市病、农村空心化、医疗卫生商业化等问题，履行联合国可持续发展承诺，承接国际健康治理新内涵而提出的国家中长期健康总规划。但只有可度量，操作性才强，才能通过评价促进战略的推行实施。肖月、赵琨等（2017）依据健康中国战略提出评价指标体系，其包括健康水平、健康生活、健康服务与保障、健康环境、健康产业五大层面，共15项可测量指标。指标体系所包含指标相对较简单，不包含心理健康、功能健康、体脂指数、慢病与疼痛、出生相关指标等；部分指标获取有一定难度，如"居民健康素养水平"，有赖于不定期的专项调查。

陈婷、方鹏骞（2016）提出健康中国评价模型的初步设想。该研究围绕五大发展理念，基于结构功能主义的"AGIL"框架，包含健康环境、健康保障、健康人群和健康产业四个主要维度。其中，健康环境包括空气污染指数、水质监测数据、森林覆盖率、一次能源强度等；健康保障具体包括不平等调整后收入指数、卫生总费用占GDP比例、实际医保基金报销比例等；健康人群包括人均期望寿命、孕产妇死亡率、婴儿死亡率、慢病管理、个人卫生支出占卫生总费用比例等；健康产业指标包括医疗服务、医药生产、健康管理等健康行业的运行与投资情况等。在评价模型的量化研究上提出使用熵值法进行权重确定的构想。但该研究仅停留于设想阶段，并未提出完整的指标评价体系及其相关量化研究。

陈大杰等（2016）采用整群分层抽样方法抽取湖北省15～69岁居民1569人进行了社会满意度问卷调查。结果显示，该项目的实施取得了一定的成效，居民满意度较高，在所调查的14个方面中，社区居民最不满意的是空气质量和食品安全这两个方面，满意度的影响因素可以综合为社区卫生清洁和基础医疗卫生。建议在后期的实施过程中以这两个因素为重点，积极采纳重点人群的意见，在政府的主导下推进多部门的合作，加强政策的落实和监督管理，从而系统地促进项目的开展和提高居民满意度。陈大杰等（2017）还分析了第一轮健康湖北全民行动5年后居民的健康素养情况，研究发现健康湖北项目的实施在健康素养方面取得了一定的成效，并建议在后期的项目实施过程中应该积极了解弱势人群的健康需求，在加强健康知识宣传的同时注重健康行为的培养和矫正。

(二)社会评价研究现状

社会评价(social assessment)是对于政策、项目、事件、活动等所产生的社会方面的影响、后果,进行事前的与事后的分析评估的一种技术手段。英国和世界银行等国际组织多用社会评价一词,而美国多用社会影响评价(social impact assessment)。社会评价是具体应用于政策或项目的社会科学研究方法,目的在于理解社会生活的状况、原因和结果。它通过运用社会科学的知识和方法,来分析政策或项目可能带来的社会变化、影响和结果,并提供一定的"有用的知识"或者对策,以降低负面影响和实现有效管理(李强、史玲玲,2011)。社会评价是从一定的社会角度来考察和评定现象的社会价值,判断现象对社会的作用之善恶、美丑、功过及其程度。社会评价是以社会的身份反映现象的社会价值。评价者不论是社会的代表机构、公众还是个人,都应站在一定社会整体的立场上说话,以该社会的价值标准为评价标准(李德顺,1987)。社会评价是把社会分析和公众参与融入发展项目的设计和实施的一种方法和手段。发展项目的社会评价需要对影响项目并同时受项目影响的社会因素进行系统的调查、分析,并提出减少或避免项目负面社会影响的建议和措施,保证项目顺利实施和项目目标的实现(向清,1997)。

刘军伟、李华燊(2012)认为当前我国政府公共投资项目进行社会影响评价,是由公共投资项目的"公共性"特征决定的。它可以规避及化解项目潜在的社会风险,提高项目的整体社会效益,也有利于建设和谐社会。从事项目管理和评估的政策制定者和研究者,应积极努力改变社会影响评价在项目评估中较为边缘的地位,以当前我国政府公共投资项目的社会影响评价为契机,努力提高项目的经济价值与社会价值,突出政府项目的"公益性",增进国民对政府项目的信任与好感,促进项目建设的顺利进行。任艳艳、李明顺(2010)认为社会影响评价存在多目标性、综合性、宏观性和政策性等特点,必须综合考虑社会公平和公正、可持续发展、社会和谐等多种因素。故此提出测量指标无量纲化策略,排除各指标由于数值和数量级间悬殊差异所带来的影响,为社会影响评价提供了一种新方法和新思路。

(三)评估机制研究

目前还没有直接的健康中国或健康湖北等国家及区域健康战略的评估机制研究,但其他领域的评估机制研究可以作为本研究的借鉴和参考。张玉磊(2014)提出重大决策社会稳定风险评估机制多元主体评估模式的理论框架,重点分析了重大决策社会稳定风险评估机制多元主体评估模式的结构;从观念革新、能力建设、制度保障等方面提出了重大决策社会稳定风险评估机制多元主体评估模式的构建路径。孙锐、吴江(2012)探讨了国家人才战略规划实施效果评估机制,建议建立中期评估与末期评估有序衔接的评估机制;构建多元主体、多方参与的规划评估机制;构建分层级、分布式的规划评估动态网络体系。

关于评估内容和构成的文献主要涉及环境污染、食品危害、生态文明建设、社会稳定风险、药品风险、非政府组织等诸多方面。于江泳、余伯阳等(2010)提出了建立国家药品标准评估机制的原则、组织保障体系、评判指标、实施程序及有关制度化建设的建议。李晓明、陈蕾(2012)提出,社会稳定风险评估机制为从源头上防范社会风险、推动社会科学和谐发展提供了一整套完整的风险评估方法和程序。运用社会稳定风险评估机制必须切实将该机制作为独立程序,提高公众参与度,扩展民意表达渠道,建立责任倒查制度,保证评估机制落到实处。马慧娟等(2016)从评估主体、评估框架体系、评估程序方法以及评估结果运用等角度,力图寻求适合我国国情的科学合理的非政府组织(NGO)评估机制。欧盟委员会2003年建立了影响评估机制,对新的立法提案、政策提案及现有的立法等进行系统的评价,该评估机制不断发展完善,有效提升了法规和决策的质量,促进了决策的民主、透明和理性,其在制度设计方面的诸多做法值得关注。

在公共政策评价方面,阮守武等(2009)认为,在我国的公共政策评估实践中还存在着许多问题,解决问题的关键在于建立一个合适的公共政策评估机制,该评估机制关键在于选择合适的机构作为政策评估的权威机构、建立对权威机构评估的制度性约束和补救措施以及建立合适的民意表达与纠错机制,使公共政策评估最大限度地满足科学性和规范性的要求。王国红(2007)也指出了当前我国政策评估中的一些问题,如存在执行评估标准模糊、执行评估标准偏差、执行评估主体单一、执行评估结论无效等,是我国政策执行评估机制的缺陷。斯芹(2017)认为,建立健全重大决策社会稳定风险评估机制要充分保障决策的民主性和科学性,鼓励广大人民群众积极参政、议政,让广大人民群众时刻监督党和政府部门的工作,加强和推进服务型政府的建设。

袁铭健(2018)就公共服务的第三方评估机制提出了自己的观点,他认为我国公共服务的第三方评估机制建设首要解决的是公民参与度不高的问题,基于公共选择理论,公民参与公共事务的行为需要进行利益的抉择,为了达到公民参与的目的需要对公共事务中的有效民众进行激励,通过"选择性激励"来选择激励的人群和主体。同时也需要明确激励的目标——"志愿精神"来引导激励机制的建设,以及通过社区、非政府组织(NGO)、网络化的多种载体为民众提供参与的具体路径和方式。顾江霞(2013)采用单案例研究法,分析及反思第三方评估控制权在评估各阶段各利益相关方的占有和分配情况。研究发现,在评估初始阶段,第三方评估机构及被评估单位往往一开始并不明确评估目标,而是在实施过程中,不断澄清和形成评估目标;在评估指标构造上,评估指标体系有相当的折中性和妥协性。在评估实施阶段,第三方评估机构通过政府购买评估服务的合同获得对被评估单位的部分控制权,但这部分控制权并没有严格监管,在评估相关信息公开度和透明度有限的情况下,双方关系因合作双方负责人利益追求不同而有所不同。在评估结果发布阶段,评估结果控制权基本掌握在评估委托方及第三方评估机构手中。而对于第三方评估机制中评估控制权的分配正义问题,应促进大众参与,建立社会服务评估的激励和约束机制,以防止第三方评估失效。

总的来说,近半个世纪以来,国外国家和区域健康领域的研究取得了丰硕的成果,产生了很多影响深远的观点,如健康权是一项重要的基本权利;健康是指身体、精神、心理、道德等全方位的大健康;健康促进、健康维护不能仅仅依靠医疗技术,疾病预防同样非常重要。这些成果很快在西方国家的健康国家战略中得到体现,并且各国的健康战略因时期不同、发展程度不同而体现出鲜明的阶段性和针对性。而在国内,随着健康中国战略的提出,健康领域的研究也在快速发展,但这些研究主要从健康中国战略的必要性和健康中国建设的基本内容等某个或某些角度展开论证,为我国健康事业发展提供了一定的理论支撑与依据遵循。然而,已有研究并未站在健康中国国家战略的角度进行全局性探索和理论论证,而健康中国建设已不仅仅是医疗领域的问题,更是重大的社会、经济与民生问题,需要站在更加宏观和多学科的角度进行探讨。在中国的实践方面,全民医保制度与药品供应保障制度的建立、公立医院改革速度的加快、爱国卫生运动的广泛开展、全民健身公共设施的投放等为健康中国建设打下了一定的基础,但距离预防为主的大健康格局还存在很大差距。在新时代,健康中国建设的背景与形势发生了深刻变化,对健康中国建设也提出了更高的要求。因此,健康中国建设需要有新的理念作为指导,以践行"健康优先发展"的原则。

在国家(区域)健康战略评价方面,不仅需要考虑居民以及环境是否卫生健康,同时还需要考虑整个社会系统是否健康发展。在健康城市评价方面,现有的指标体系内容中仅可持续城市指标与生态系统健康指标覆盖了这两个方面,但这两类指标体系与健康城市评价仍有区别,政府或社会组织提出的健康城市实践指标更关注公共卫生属性。约束性指标是健康城市建设的必要条件,目前的理论研究中较少涉及对健康城市约束性指标的讨论,可能会导致评估失效。评估机制方面,相关研究对象虽然不是健康或健康相关领域,但这些评估机制的方法学研究具有一定的普遍性,对国家健康战略评估机制的研究具有一定的借鉴意义,尤其是关于评估机制的方法学研究、相关政策的评估研究、第三方评估机制等相关研究,可以为本研究提供直接的经验。

健康中国实施以来,卫生领域相关专家还关注于一些宏观的政策理解和保障制度的研究上,并没有很好地将健康中国与过去的研究有机地结合起来。这也提示我们,通过健康湖北行动的综合评估,将会更好地促使卫生部门进一步从行动和研究上同时推进健康湖北建设,在开展相关服务推进的同时,更好地提高健康湖北行动的效率和有效性,从而更好地改善全省人民的健康水平。

四、健康湖北综合评估框架

根据系统论的观点,卫生健康系统是嵌套在整个社会大系统中的一个子系统。但健康湖北建设是区域性社会大系统中的一项长远战略性行动,健康湖北的建设必定受地区经济发展水平、政治结构、社会文化、人口需要、生物、环境和行为习惯等卫生健康系统外在宏观环境各种因素的影响。这些外部环境因素是健康湖北战略的外在动力,同时也对构成健康湖北战略的各内部组成要素间的动态平衡产生作用。

健康湖北这一子系统也遵循"输入—转换—输出"这一系统运作的规律。在输入阶段,首先需要明确对健康产出结果产生重要影响的各子模有哪些,通过改善这些关键子模的初始投入,促使中间转换过程运作效率提升,从而使中间过程各子模发生相应改善,并最终带来输出这一结局目标的实现。根据文献研究和专家咨询法,同时考虑指标的可测量性,三个阶段各子模以下列概念和指标表示。

(1)输入阶段初始变量:筹资、组织机制和资源配置。

(2)转换阶段过程变量:公平性、效率、有效性、响应性。

(3)输出阶段结局变量:健康改善和居民满意。

子模是评估的一级指标,其所包含的概念和指标是二级指标;根据二级指标具体指出的评估方向,再分解出若干个评估内容,即三级指标;最后,根据评估内容的可测性确定实际测量指标。如二级指标公平性下设可及性、可得性、公平性三个三级指标,三个三级指标下又进一步分别细化为:医养结合机构数量(家)、65岁及以上老年人规范化健康管理覆盖率、城市每千常住人口执业(助理)医师数(人)和农村每千常住人口执业(助理)医师数(人)四个可实际测量的回收指标。

综上,健康湖北综合评估模型可用图2-4表示。

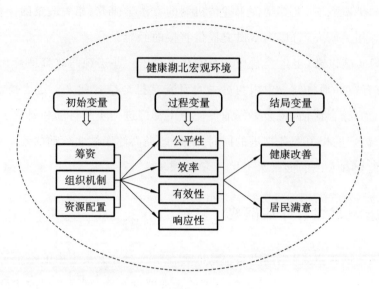

图 2-4 健康湖北综合评估模型

五、健康湖北综合评估指标体系

(一)初始变量

健康湖北属于区域发展战略,它能否顺利实施并实现预期目标,首先需要在政策制度层面予以必要的顶层制度设计。因此,初始变量指标设计中需要反映健康融入所有政策是否落实,各种政策对健康产生了哪些影响。其次,根据一般管理理论,战略规划的实施需要通过计划职能将战略目标分解成各项具体计划,明确活动任务目标,并据此筹集分配资源;此外,还需对部门职责、组织层级做出相应调整,制定工作规范和激励制度从而在组织层面保障战略的实施。因此,本研究在一级指标初始变量下设筹资、组织机制和资源配置三个二级指标。初始变量各二级指标所包含三级、四级指标及含义详见表2-1。

表 2-1 初始变量各级指标名称及含义

二级指标	三级指标	四级指标、含义及测量方法
筹资	个人卫生支出	个人卫生支出占卫生总费用的比例(%):个人卫生支出指城乡居民在接受各类医疗卫生服务时的个人负担部分。个人卫生支出占卫生总费用比重是指卫生总费用中由个人负担的费用比重,是反映城乡居民医疗卫生费用负担程度的评价指标

续表

二级指标	三级指标	四级指标、含义及测量方法
组织机制	组织结构	制定出台具体行动方案(健康湖北或健康城市)
	组织管理	工作机制:有无部门协同、社会参与、激励、督导等工作规范文件
		健全疾控机构与城乡社区联动工作机制:加强乡镇卫生院和社区卫生服务中心疾病预防控制职责,夯实联防联控的基层基础
		监测评价机制:出台组织实施和监测考核方案,明确部门职责和监测、考核办法,将主要健康指标纳入各级党委、政府绩效考核指标,并将考核结果作为各级政府党政领导班子和领导干部综合考核评价、干部奖惩使用的重要参考
资源配置	房屋及设备配备	每千人口医疗卫生机构床位数(张):每千常住人口医疗卫生机构床位数,分母系国家统计局常住人口数
	服务提供	传染病疫情和突发公共卫生事件报告责任落实:强化各级医疗机构疾病预防控制职责督促落实;具体测量指标为,突发公共卫生事件报告责任、突发公共卫生事件相关信息报告及时率
	资源生成	建立并完善健康科普专家库:建立并完善国家和省级健康科普专家库,组织专家开展健康科普活动;以是否建立并完善专家库为评估依据
		建立并完善健康科普资源库:建立并完善国家健康科普资源库,出版、遴选、推介一批健康科普读物和科普材料;以是否建立并完善健康科普库为评估依据

(二)过程变量

联合国《世界人权宣言》《经济、社会及文化权利国际公约》等都将健康权作为一项基本人权,国家对公民健康负有基本责任,因此,卫生健康服务过程中要求实现可及性、可得性和公平性。随着我国社会经济的发展、医疗科技的发展,人们对卫生健康服务需求不断增长;中国特色社会主义进入新时代,中华民族迎来了从站起来、富起来到强起来的伟大飞跃,但我国仍处于并将长期处于社会主义初级阶段的基本国情没有变,日益增长和多样化的卫生健康服务需求和服务供给不平衡、不充分的矛盾仍然突出,故过程变量中效率、有效性,以及服务是否体现以居民需求为中心,及时满足居民需要的响应性必须纳入作为评价二级变量。本研究依据《湖北省卫生与健康事业发展"十三五"规划》和《"健康湖北2030"行动纲要》的核心内容选择具体指标。过程变量各二级指标所包含三级、四级指标及含义详见表2-2。

表2-2 过程变量各级指标名称、含义及测量方法

二级指标	三级指标	四级指标、含义及测量方法
公平性	可及性	医养结合机构数量(家):医养结合机构(指同时具备医疗卫生资质和养老服务能力的医疗卫生机构或养老机构)数量
	可得性	65岁及以上老年人规范化健康管理覆盖率(%):某年度辖区内65岁及以上常住居民接受规范化健康管理的比例。测算方法:年内辖区内65岁及以上常住居民接受规范化健康管理人数/年内辖区内65岁及以上常住居民人数×100%
	公平性	城市每千常住人口执业(助理)医师数(人):年末城市执业(助理)医师数/年末城市常住人口数×1000‰
		农村每千常住人口执业(助理)医师数(人):年末农村执业(助理)医师数/年末常住人口数×1000‰
效率	配置效率	精神科执业(助理)医师(名/10万人)
		每千常住人口执业(助理)医师数(人):年末执业(助理)医师数/年末常住人口数×1000‰
		每千人口注册护士数(人):年末注册护士数/年末常住人口数×1000‰
		每万人口全科医生数(人):年末取得执业注册(含加注)范围为全科医学专业,或者虽未注册但已取得全科医学培训合格证书的执业(助理)医师数之和/年末常住人口数×10000‰
		每千人口公共卫生人员数(人):年末专业公共卫生机构人员数/年末常住人口数×1000‰
	服务手段	二级以上综合性医院设老年医学科比例(%):设置老年医学科的二级以上综合性医院数/二级以上综合性医院数×100%

续表

二级指标	三级指标	四级指标、含义及测量方法
有效性	健康知识普及行动	构建健康科普知识发布和传播机制：是否制定健康科普知识发布和传播工作制度、操作规范等机制
		医疗机构健康教育和促进考核机制：有无制定针对医疗机构和医务人员开展健康教育和健康促进的绩效考核机制
	合理膳食行动	人均每日食盐摄入量（克）：辖区全年食盐消耗总量/(365日×辖区常住人口)
		合理膳食行动实施方案：印发国民营养计划和合理膳食行动实施方案，开展合理膳食科普与宣传系列活动，推动合理膳食生活方式普及；围绕国民营养计划和合理膳食行动，制定出台当地实施方案等落实性文件；开发并推广合理膳食宣传材料，组织开展合理膳食推广活动；出台相关文件；开发并推广合理膳食传播材料；开展不少于3次主题宣传活动
	全民健身行动	人均体育场地面积（平方米）：体育场地面积/区域常住人口数
	控烟行动	15岁及以上人群吸烟率（%）：15岁及以上现在吸烟者/15岁及以上人口数的比例×100%
		建设成无烟党政机关比例（%）：无烟党政机关是指至少满足以下四个基本要求的党政机关，即制定无烟机关建设管理制度；室内区域全面禁止吸烟，若有室外吸烟区应当规范设置；机关范围内禁止销售烟草制品，无烟草广告；机关无烟草赞助。该指标指无烟党政机关数量占党政机关总数的比例
	心理健康	成人每日平均睡眠时间（小时）：通过现场调查获得
	环境促进行动	城市生活垃圾无害化处理率（%）：生活垃圾无害化处理量/生活垃圾产生总量×100%（在统计时，由于生活垃圾产生量不易取得，用清运量代替）
		农村自来水普及率（%）：农村集中供水工程与城市供水管网延伸工程供水到户（含小区或院子）的农村人口之和/农村供水总人口×100%
		农村卫生厕所普及率（%）：使用卫生厕所的农户数/当地总农户数×100%

续表

二级指标	三级指标	四级指标、含义及测量方法
有效性	妇女健康促进行动	新生儿遗传代谢性疾病筛查率(%)：地区统计年度内，接受苯丙酮尿症和先天性甲状腺功能减低症筛查的新生儿数/活产数×100%
		农村适龄妇女宫颈癌和乳腺癌筛查区县覆盖率(%)：已经开展农村适龄妇女"两癌"检查服务的县(区、市)占所有县(区、市)的比例
		孕产妇系统管理率(%)：当地产妇系统管理人数/当地活产数×100%。产妇系统管理人数指该地区该统计年度内按系统管理程序要求，从妊娠至出院后7天内有过孕早期产前检查、至少5次产前检查且需满足孕周间隔、住院分娩和产后访视的产妇人数(原定义为从妊娠至产后28天内有过孕早期产前检查、至少5次产前检查、住院分娩和产后访视的产妇人数)
		3岁及以下儿童系统管理率(%)：年内辖区内3岁及以下儿童按年龄要求接受生长监测或4：2：2体格检查(身高和体重等)的总人数/年内辖区内3岁以下儿童数×100%
		7岁及以下儿童健康管理率(%)：年内辖区内7岁及以下儿童接受1次及以上体格检查(身高和体重等)的总人数/年内辖区内7岁及以下儿童数×100%
	中小学健康促进行动	中小学校配备专职卫生技术人员比例(%)：寄宿制中小学校或600名学生以上的非寄宿制中小学校配备专职卫生专业技术人员、600名学生以下的非寄宿制中小学校配备专兼职保健教师或卫生专业技术人员的比例(%)：配备专兼职保健教师中小学校总数/地区中小学校总数×100%
		中小学校配备心理健康人员比例(%)：根据《教育部关于印发〈中小学心理健康教育指导纲要〉(2012年修订)的通知》(教基—〔2012〕15号)，每所学校至少配备一名专职或兼职心理健康教育教师
		制定出台综合防控儿童青少年近视工作评议考核办法：出台市级综合防控儿童青少年近视工作评议考核办法。测算方式：正式印发得10分，未出台不得分

续表

二级指标	三级指标	四级指标、含义及测量方法
有效性	职业健康保护行动	职业健康检查和职业病诊断服务覆盖率(%)：设区的市至少有1家医疗卫生机构承担本辖区内职业病诊断工作，县级行政区域原则上至少有1家医疗卫生机构承担本辖区职业健康检查工作，实现"地市能诊断，县区能体检"。测算方法：职业健康检查服务覆盖率＝本年度辖区内"至少有1家医疗卫生机构承担职业健康检查"的县区数/本年度辖区内原则上应当"至少有1家医疗卫生机构承担职业健康检查"的县区数×100%；职业病诊断服务覆盖率＝本年度辖区内至少有1家医疗卫生机构承担职业病诊断的设区的市的数量/本年度辖区内设区的市的数量×100%（注：直辖市的县区按照县区统计，不按设区的市统计）
	老年健康促进行动	65岁及以上老年人规范化健康管理覆盖率(%)：年内辖区内65岁及以上常住居民接受规范化健康管理人数/年内辖区内65岁及以上常住居民人数×100%
	重大疾病防治行动	高血压患者规范管理率(%)：按照国家基本公共卫生服务规范要求进行高血压患者健康管理的人数占年内已管理的高血压患者人数的比例；测算方法：按照规范要求进行高血压患者健康管理的人数/年内已管理的高血压患者人数×100%
		糖尿病患者规范管理率(%)：按照国家基本公共卫生服务规范要求进行糖尿病患者健康管理的人数占年内已管理的糖尿病患者人数的比例。测算方法：按照规范要求进行糖尿病患者健康管理的人数/年内已管理的糖尿病患者人数×100%
	传染病及地方病防控行动	甲乙类法定传染病报告发病率(1/10万)：一定地区、一定时间（每年）内甲乙类法定传染病报告发病数/该地区常住人口数×100000‰
		有效控制和基本消除地方病危害：持续消除碘缺乏病危害，指各病区县持续保持消除碘缺乏病危害状态。保持基本消除克山病危害，指全省95%以上的病区县达到控制或消除水平。有效控制饮水型地方性氟砷中毒危害，指90%以上氟（砷）超标村饮用水氟（砷）含量符合国家卫生标准，70%以上的病区县饮水型氟中毒达到控制水平，90%以上的病区县饮水型砷中毒达到消除水平。测算方式：得分＝100×地方病控制和消除总体率
	健康产业	健康服务业总规模(万亿元)

续表

二级指标	三级指标	四级指标、含义及测量方法
响应性	认知与态度	医疗服务意识和态度：自行设计莱克特4分量表，通过现场问卷调查了解各类卫生健康服务提供者获得评估结果
		基本公卫意识和态度：评估公卫服务人员服务意识和态度；自行设计莱克特4分量表，通过现场问卷调查获得评估结果
		健康教育：从居民主观感受角度评价健康教育的有效性；自行设计莱克特4分量表，通过现场问卷调查获得评估结果
		疾控防控认知：从居民主观感受角度评价疾控部门服务提供有效性；自行设计莱克特4分量表，通过现场问卷调查获得评价结果
		技术水平：评价医疗服务技术水平；自行设计莱克特4分量表，通过现场问卷调查获得评估结果
		公卫医师：评价公共卫生服务提供者服务满意度；自行设计莱克特4分量表，通过现场问卷调查获得评估结果
		报销比例：评价服务的可及性；自行设计莱克特4分量表，通过现场问卷调查获得评估结果
	就诊选择性	就诊环境：自行设计莱克特4分量表，通过现场问卷调查获得评估结果
		设备设施：自行设计莱克特4分量表，通过现场问卷调查获得评估结果
		转诊服务：自行设计莱克特4分量表，通过现场问卷调查获得评估结果
		患者提问时间：自行设计莱克特4分量表，通过现场问卷调查获得评估结果
		隐私保密：自行设计莱克特4分量表，通过现场问卷调查获得评估结果
		知情同意：自行设计莱克特4分量表，通过现场问卷调查获得评估结果
		就诊自主性：以就诊次数作为判断标准，通过现场问卷调查获得评估结果
		药品使用选择：自行设计莱克特4分量表，通过现场问卷调查获得评估结果
		基本公共卫生服务人群比例：通过现场问卷调查了解接收公共卫生服务人群比例

(三)结局变量

根据健康中国战略总目标所确定的"四个全面"战略布局,《健康中国行动(2019—2030)》《"健康中国2030"规划纲要》《"健康湖北2030"行动纲要》和《湖北省卫生健康事业发展"十四五"规划》的目标,分别在健康改善二级指标中下设健康服务、健康环境、健康人群、健康社会和健康文化五个三级指标;在居民满意二级指标中下设整体环境满意、技术质量满意和服务质量满意三个三级指标。结局变量中各级指标名称、含义和测量方法详见表2-3。

表2-3 结局变量各级指标名称、含义及测量方法

二级指标	三级指标	四级指标、含义和测量方法
健康改善	健康服务	产前筛查率(%):某年某地区孕产妇产前筛查人数占某年某地区产妇数的百分比。测量方法:某年某地区孕产妇产前筛查人数/某年某地区产妇数×100%
		乡(镇、街道)为单位适龄儿童免疫规划疫苗接种率(%)
	健康环境	居民饮用水水质达标率(%):根据传染病防治法,供水单位供应的饮用水应符合生活饮用水卫生标准相关要求,包括出厂水和末梢水水质达标状况。测量方法:符合生活饮用水卫生标准要求的水样数量/监测的水样数量×100%
		城市人均公园绿地面积(平方米):公园绿地指向公众开放,以游憩为主要功能,兼具生态、景观、文教和应急避险等功能,有一定游憩和服务设施的绿地。测量方法:城市人均公园绿地面积=城区公园绿地面积/(城区人口+城区暂住人口)
		城市空气质量优良天数比率(%):地级及以上城市空气质量优良天数比率,即37个地级及以上城市环境空气污染指数达到或优于国家质量二级标准的天数占总天数的比例

续表

二级指标	三级指标	四级指标、含义和测量方法
健康改善	健康人群	儿童青少年总体近视率(%)
		学校眼保健操普及率(%)
		新发尘肺病例数比例(%):监测接尘工龄不足5年的劳动者新发尘肺报告例数的发展趋势。以5年为一周期进行统计,如:2016—2020年接尘工龄不足5年的劳动者新发尘肺报告例数占2016—2020年新发尘肺报告总例数比例,与2011—2015年接尘工龄不足5年的劳动者新发尘肺报告例数占2011—2015年报告总例数比例进行对比,以提高数据分析的代表性。测量方法:以5年为一周期进行统计,如:2016—2020年接尘工龄不足5年的劳动者新发尘肺报告例数/2016—2020年新发尘肺报告总例数×100%
		心脑血管疾病死亡率(标化率):心脑血管疾病死亡率(1/10万)(标化率),因心脑血管疾病死亡的人数占总人数的比例
		70岁及以下人群慢性呼吸系统疾病死亡率(1/10万)
		30~70岁人群过早死亡率(%):30~70岁人群因心脑血管疾病、癌症、慢性呼吸系统疾病和糖尿病导致的过早死亡率(%);通过30~70岁间四类慢病合并的年龄别(5岁组)死亡率来推算
		居民体质达标比例(%):城乡居民达到《国民体质测定标准》合格以上的人数比例,某年某地调查城乡居民达到《国民体质测定标准》合格以上的人数/被调查总人数×100%
	健康社会	千人口献血率(‰):千人口献血率反映社会公众无偿献血参与度。测算方法:该地无偿献血总人次/该地总人数×1000‰
		经常参加体育锻炼人数比例(%):每周参加体育锻炼频度3次及以上,每次体育锻炼持续时间30分钟及以上,每次体育锻炼的运动强度达到中等及以上的人口比例(含在校学生)。其中,中等运动强度是指在运动时心率达到最大心率的64%~76%的运动强度(最大心率等于220减去年龄)。测量方法:经常参加体育锻炼的人数(含学生)/年末人口数(含学生)×100%

续表

二级指标	三级指标	四级指标、含义和测量方法
健康改善	健康文化	居民健康素养水平(%):个人获取和理解基本健康信息和服务,并运用这些信息和服务做出正确决策,以维护和促进自身健康的能力;健康素养水平是指具备健康素养的人在监测总人群中所占的比例。测算方法:具备健康素养的人数/监测人群总人数×100%
		居民心理健康素养水平(%):根据国家卫生健康委发布的《心理健康素养十条》,居民心理健康素养水平指居民对心理健康核心知识的知晓情况、认可程度、行为变化等。测量方法:心理健康素养达标人数/被调查人数×100%
		生态环境与健康素养水平(%):公民认识到生态环境的价值及其对健康的影响,了解生态环境保护与健康风险防范必要知识,践行绿色健康生活方式,并具备一定保护生态环境、维护自身健康的行动能力。测量方法:具备生态环境与健康素养的人数/监测人群总人数×100%
居民满意	整体环境满意	健康湖北/健康城市宣传氛围:居民对健康湖北的整体感受;自行设计莱克特4分量表,通过现场问卷调查获得评估结果
		切实感受到卫生与健康服务的增加:居民近年接受卫生健康服务数量上的变化;自行设计莱克特4分量表,通过现场问卷调查获得评估结果
		政府的重视:居民主观对政府健康湖北重视程度的感受;自行设计莱克特4分量表,通过现场问卷调查获得评估结果
	技术质量满意	卫生健康服务质量改善:居民对比近年所接受卫生健康服务质量的感受;自行设计莱克特4分量表,通过现场问卷调查获得评估结果
		基本公共卫生服务种类增加:居民对政府提供公共卫生服务数量变化的主观感受;自行设计莱克特4分量表,通过现场问卷调查获得评估结果
		基本公共卫生服务效果:居民对公共卫生服务效果是否改善的主观感受;自行设计莱克特4分量表,通过现场问卷调查获得评估结果
		医务人员对健康知识的普及:居民对就医过程中医务人员健康知识普及与否的主观感受;自行设计莱克特4分量表,通过现场问卷调查获得评估结果

续表

二级指标	三级指标	四级指标、含义和测量方法
居民满意	技术质量满意	就医时医生诊疗时间延长:居民对就医过程中就医时长的主观感受;自行设计莱克特4分量表,通过现场问卷调查获得评估结果
		专业人员健康教育知识讲座效果:居民对基层卫生讲座效果的主观感受;自行设计莱克特4分量表,通过现场问卷调查获得评估结果
	服务质量满意	各类医务人员服务态度:居民对卫生健康服务人员服务态度的主观感受;自行设计莱克特4分量表,通过现场问卷调查获得评估结果
		基层医疗机构人员着装:调查社区卫生服务中心/乡镇卫生院医务人员和村医着装是否更加整洁;通过对样本地区现场观察获得评价结果
		社区专业人员指导锻炼:自行设计莱克特4分量表,通过现场问卷调查获得评估结果
		周围地区环境:居民对生活环境的主观评价;自行设计莱克特4分量表,通过现场问卷调查获得评估结果
		老年人就医便捷性:居民对老年人便利性的主观感受;自行设计莱克特4分量表,通过现场问卷调查获得评估结果
		中小学生体育运动时间增加:中小学生体育运动时间是否增加;自行设计莱克特4分量表,通过现场问卷调查获得评估结果
		中小学校健康知识课程增加:对中小学生健康知识课程的增加是否满意;自行设计莱克特4分量表,通过现场问卷调查获得评估结果

第三章
健康湖北综合评估

一、近年来健康湖北推进情况

(一)建立了健康湖北工作机制

1. 完善协同机制,形成工作合力　各地、各部门健全了健康湖北工作领导体制和运行机制,推动了政策协同、行动协同、组织协同,形成了同心同向、同行同力的工作局面,确保了健康湖北建设决策部署的顺利实施。

(1)坚持政策协同。将健康融入所有政策理念,在政策制定各个环节统筹考虑健康湖北建设需要,涉及重大政策和重点问题研究,征求健康湖北相关领域专家意见。在制定产业园区、新城、新区等开发建设规划时,充分考虑环境影响尤其是健康环境影响,大型建设项目须进行环境评价和卫生学评价,将健康湖北建设融入交通、建筑、教育、体育、环保、控烟履约等政策。组建健康湖北专家咨询委员会,建立专家咨询制度。

(2)坚持行动协同。各地、各部门将健康湖北建设纳入重要议事日程,列入经济社会发展规划。围绕《"健康湖北2030"行动纲要》(以下简称《纲要》)确定的战略目标、重要任务、重大政策,根据《省人民政府办公厅关于印发"健康湖北2030"行动纲要重点任务分工方案的通知》(鄂政办函〔2017〕50号,以下简称《分工方案》)要求,研究制定切实可行、操作性强的实施方案,着力抓好"十大行动"推进落实。建立工作进展指标的动态监测制度,及时分析研判,定期通报情况,确保各项任务顺利推进。

(3)坚持组织协同。切实加强对健康湖北工作的组织领导,成立湖北省健康湖北工作领导小组,设立领导小组办公室,建立工作例会、协调联络、专家咨询、监测评价制度。各级政府要成立由政府主要同志为组长的领导小组,健全办事机构和运行机制,完善健康湖北工作组织领导体系。坚持将健康湖北建设关键指标纳入市州党委和政府考核内容,每年组织考核和量化评分。

2. 完善督查机制,确保工作落实 各地、各部门认真落实党中央关于健康中国战略和省委关于健康湖北建设重大决策部署,对重点工作建立督查考核机制。

(1)明确督查内容。重点督查中央和省委、省政府领导同志关于健康湖北建设批示和交办事项贯彻落实情况;《纲要》和年度重点工作任务贯彻落实情况;省委省政府会议议定的健康湖北建设决定事项贯彻落实情况。

(2)改进督查方式。督查工作体现差异化要求,避免"一刀切""一锅煮"。督查过程中,主要看工作实绩,不搞花拳绣腿,不做表面文章,多到现场看,多见具体事,多关注群众健康获得感及满意度。对督查中发现的问题及时进行反馈,加强督促整改,及时了解整改情况。

(3)严格督查要求。健康湖北工作领导小组办公室加强沟通协调,对同类型督查事项进行统筹整合,严格控制督查频次和总量,不断增强督查工作的科学性、针对性,避免增加基层负担。督查注重实效,推动重点任务、重要指标、重大工程落实落地。

3. 完善评价机制,强化结果运用 各地、各部门坚持健康优先战略,将主要健康指标纳入各级党委和政府考核指标,建立健全健康湖北评价机制,强化结果运用,发挥好考核评价"指挥棒"作用。

(1)建立评价体系。省卫健委严格组织研究对市(州)党委和政府考核的卫生健康类指标,重点评价人均预期寿命、医改措施落实情况、国家卫生乡镇创建率、个人卫生支出占卫生总费用的比重四个方面指标,提请省委、省政府研究批准后,认真组织实施。逐步建立并不断完善考核指标动态调整机制,定期将健康湖北建设关键指标纳入考核范围。各市(州)根据实际情况,将健康湖北建设关键指标纳入对县级党委和政府的考核内容。组织相关部门和专家研究健康湖北建设评价指标体系,科学组织评价工作,定期发布评价结果。

(2)优化评价方式。对市(州)党委和政府卫生健康类指标进行考核,严格按照省委、省政府的统一部署和工作要求开展,科学制定考核实施方案,明确考核内容、考核方式、结果判定、评分标准、时间节点等内容。优化健康湖北评价方式,依据专家论证、部门研究的评价指标体系,建立健康湖北评价指数,依托现有公共卫生大数据平台和监测体系,逐步引入第三方评价机制,定期发布健康湖北评价指数。

(3)强化结果运用。对市(州)党委和政府卫生健康类指标进行考核,实行量化评分,按一定比例计入考核总分。对于定期发布的健康湖北评价指数,以市(州)为单位排名,并在一定范围公布。

4. 完善激励机制,激发工作动力　各地、各部门认真落实《纲要》和《分工方案》,紧盯健康湖北建设重点目标、重要任务、重大行动,敢字当头、敢闯敢干、敢为人先、敢于斗争、敢于担当,强化激励和问责,推动各项工作落实。

(1)坚持创新激励。对各地、各部门在推进健康湖北建设中的创新举措、好的做法和有效经验,得到国家肯定和推广的,省健康湖北工作领导小组及时总结,积极推广,通报表扬,激发基层的首创精神,鼓励各地担当作为。

(2)坚持表彰激励。在严控表彰总量的前提下,优化表彰项目设置,设立健康湖北建设先进集体和先进个人表彰项目,由省人社厅、省卫健委研究具体实施办法。开展健康湖北先进县(市)创建活动,由省人民政府发文命名并颁发奖牌。对获得表彰的先进县(市),省健康湖北工作领导小组相关成员单位统筹有关补助资金,按一定比例或额度给予奖励,细化并落实倾斜扶持政策。

(3)坚持反向约束。建立健康湖北重点任务和影响因素监测机制,定期通报情况。对工作不力、进展缓慢、任务未完成的,由省健康湖北工作领导小组约谈相关负责同志,并扣减下年度中央和省对下补助资金;对因人为因素引发重大风险的,由省健康湖北工作领导小组追责问责。

(二)明确了职责分工

湖北省健康湖北工作领导小组共有 28 个成员单位。根据《"健康中国 2030"规划纲要》《纲要》和《分工方案》,提出各成员单位职责建议。

1. 省卫健委　协调推进健康湖北建设,建立健全健康湖北联动机制、监测机制、评价机制,组织拟订健康湖北建设政策措施、任务并督促实施,承担省健康湖北工作领导小组办公室职责。

2. 省发改委　把健康湖北建设纳入经济社会发展规划和年度发展计划,负责统筹推进健康产业发展,加大卫生健康领域投资。

3. 省教育厅　负责健康校园建设,与省卫健委联合制定《湖北省健康学校基本要求(试行)》,深入实施学生健康行为养成行动、师生健康素养提高行动和学校卫生制度落实行动等专项行动,减少和控制学校突发公共卫生事件发生。

4. 省科技厅　推动健康科技创新,支持健康领域技术研发与产业化,推进新药、医疗器械、健康产品、新型健康服务的创新突破。

5. 省经信厅　研究制定健康领域产业政策,指导医药产业发展。

6. 省公安厅　参与支持健康湖北工作,配合开展突发公共卫生事件处置及重大疫情防治工作。

7. 省民政厅　将健康湖北纳入社区服务体系建设中,支持研究制定社会组织参与健康湖北工作政策,做好社会组织参与健康湖北建设的管理工作。

8. 省司法厅　指导强制隔离戒毒措施的执行和戒毒康复工作,为社区戒毒和社区康复工作提供指导、支持和协助。

9. 省财政厅　筹集资金支持健康湖北事业发展。

10. 省人社厅　负责劳动者的工伤保险工作,加强健康人力资源建设,指导健康行业和单位建立专业技术人才和技能人才引进、培养、评价、流动和激励机制,加强健康人才队伍建设。

11. 省生态环境厅　组织实施大气、水体、土壤等污染防治监督管理,指导和协调解决跨地域、跨部门以及跨领域的重大环境问题,指导城乡环境综合整治,实施农村生活污水治理工程,调查处理重大环境污染事故和生态破坏事件。

12. 省住建厅　指导城乡环境卫生及环卫设施的规划、建设和管理,全面加强农村垃圾治理。

13. 省交通运输厅　加强道路交通安全管理,治理公路安全隐患。

14. 省水利厅　加强水资源保护,指导农村饮水安全工程建设和管理工作。

15. 省农业农村厅　结合农业和农村经济发展中长期规划,指导各地开展村庄整治,加强农村人居环境综合治理,强化农产品安全质量监管。

16. 省商务厅　配合相关监督管理部门加强各类商品现货市场及商贸服务场所的卫生工作,协助有关部门做好发生重大疫情、灾情时药品供应保障工作,加强进口食品质量监管。

17. 省文化和旅游厅　配合相关部门做好文化娱乐场所、星级饭店、A级景区、景点的卫生管理、废弃物收集处理以及卫生基础设施建设和环境治理。

18. 省应急管理厅　参与支持健康湖北工作,配合开展重点行业职业病危害治理工作。

19. 省市场监督管理局　在市场行政管理职责范围内,配合有关部门做好健康湖北相关工作,加强食品安全监管。

20. 省广播电视局　积极参与支持健康湖北工作,充分发挥全媒体的重要作用,传播健康生活方式和保健知识,配合卫生健康部门开展健康知识和技能核心信息发布工作。

21. 省体育局　完善全民健康公共服务体系,实施全民健身计划,普及科学健身知识和健身方法,推动全民健身生活化,加强体医融合和非医疗健康干预。

22. 省扶贫办(现已更名为省乡村振兴局) 加强贫困人口动态管理,统筹协调推进健康扶贫工程,有效解决因病致贫、因病返贫问题,协助落实贫困人口重大疾病救治措施。

23. 省医保局 完善全民医保制度,健全医保管理服务体系,推进医保支付方式改革。

24. 省药监局 加强药品、医疗器械和化妆品监管,鼓励支持创新药品研究,促进药品高质量发展,满足人民群众安全用药需求。

25. 省妇联 面向妇女儿童开展健康教育宣传,普及健康知识,传播健康理念,倡导健康生活方式。

26. 省残联 加强妇女、儿童及残疾人等重点人群的健康服务,增强全社会残疾预防意识,有效控制残疾的发生和发展。

27. 省军区保障局 结合部队建设实际、军事任务特点和官兵健康需求,组织开展卫生健康工作,提高官兵健康素质和部队健康水平。

28. 武汉海关 健全口岸公共卫生体系,完善口岸突发公共卫生事件应对机制,保障出入境人员健康安全。

(三)建立了湖北省健康湖北工作领导小组工作规则

1. 机构性质和机构设置 湖北省健康湖北工作领导小组(以下简称"领导小组")是健康湖北工作的协调议事机构,在省委、省政府领导下开展工作。领导小组下设办公室(以下简称"办公室"),负责领导小组日常工作,领导小组办公室设在省卫健委。

2. 职责任务 领导小组主要职责包括研究制定健康湖北建设重大政策措施;审定健康湖北行动纲要及实施方案;部署健康湖北建设重要任务;协调解决健康湖北建设中的重大事项。

领导小组办公室主要职责包括承担领导小组日常工作,督办落实领导小组会议部署事项;组织起草健康湖北工作规划和年度实施方案;组织开展健康湖北相关指标监测和评价工作;承办领导小组有关文件、会议和活动;完成领导小组交办的其他事项。

3. 会议制度 领导小组会议由组长(或由其委托副组长,下同)主持召开。根据工作需要,分别召开领导小组全体会议或专题会议,领导小组全体会议原则上每年召开1次,专题会议不定期召开。

领导小组会议议题根据组长要求以及成员单位建议,由办公室研究提出方案,报组长确定。

领导小组会议出席人员为组长、副组长、成员。根据议题需要,请省直有关部门或地方负责同志列席会议。

4. 协调联络制度 领导小组成员单位确定一名处级干部为联络员,负责参与办公室的日常联系。

办公室加强与成员单位沟通联系,有关重要工作及时与成员单位沟通,主动征求意见建议。

对跨区域、跨部门、综合性强、协调难度大的问题,由多个部门共同组织联合调研会商,提出解决方案,报领导小组审定。

5. 专家咨询制度 建立领导小组专家咨询委员会,充分发挥专家在健康湖北建设中的咨询作用,为深入推进健康湖北建设提供智力支撑。

专家咨询委员会由健康湖北相关领域的专家组成。办公室有关成员单位提出拟聘任的咨询委员人选名单,报领导小组组长批准后,以领导小组名义聘任。实行聘任制,在聘期内对不符合要求的咨询委员,报经批准后予以解聘。

领导小组在做出重要部署、制定重要文件前,应当征求卫生健康、管理、经济、社会、法律等多方面专家意见。

6. 监测评价制度 围绕健康湖北重点工作任务和主要健康指标,组织开展监测分析工作,定期收集各项任务进展情况与相关数据信息,对异常指标及时预警,总结经验,预判形势,分析解决困难和问题。

围绕健康湖北战略目标和核心指标,建立科学评估体系,对各地健康湖北建设实施进度和效果,按年度进行评估,将重点健康指标纳入各级党委和政府考核指标,完善考核机制和问责制度。

借鉴先进经验,鼓励改革创新,对各地好的经验和做法及时总结,积极推广。

(四)健康湖北建设实施和进展

1. 健康湖北建设稳步推进

(1)推进机制进一步健全。省委、省政府高度重视健康湖北建设,主要领导多次做出批示,召开会议部署推进事宜,领导小组建立部门联系点机制。省体育局、妇联、计生协等成员部门积极研究对口支持措施,多个国家级媒体宣传推介我省经验做法。

(2)全方位干预健康影响因素。全省居民健康素养水平快速提升,创新开展"健康进万家"系列科普云直播活动,成功举办第三届健康科普大赛、中医健康大赛。我省荣获健康中国行动传播突出贡献奖。全民健身事业蓬勃发展,湖北省首届社区运动会、"奔跑吧·少年"主题健身等重点赛事精彩纷呈,第八届全国大众冰雪季活动举办权花落湖北。省卫健委、商务厅、总工会联合推进营养健康餐厅建设,"国家卫健委食品安全和营养健康综合试验区"落户恩施州。充分发挥领导干部控烟引领作用,省直无烟党政机关建设覆盖率达到100%。省生态环境厅精准发力打好"蓝天""碧水""净土"保卫战,全省空气质量优良天数比例较过去三年同期上升4.4%,国控断面水质优良比例达91.6%。持续推进爱国卫生"五进"和爱卫创建活动,全省国家卫生城市、卫生乡镇创建比例分别达到52.6%、17.7%。

(3)维护全生命周期健康。广泛实施出生缺陷三级预防项目,免费开展婚前医学检查、孕前优生健康检查、五项遗传代谢病筛查、儿童青少年视力及屈光筛查。省残联康复项目列支2.2亿元救助听力、智力、肢体障碍及孤独症儿童1.3万名。扎实推进医养结合发展,全省医养结合机构个数同比增加24.3%。启动实施"万名大学生乡村医生配备""万名社区医生便民服务能力提升"项目。健康企业建设工作纳入安全生产考核评估体系。省委部署构建"51020"现代产业体系,出台加快大健康产业发展意见,大健康产业规模超过4500亿元。

(4)重大疾病防控稳步推进。全力做好新冠疫情防控。相继成功处置了西北旅游关联疫情、江苏淮安旅行团关联本土疫情等。开展传染病多病同防,完善多点触发监测预警机制,总体疫情形势维持平稳。血吸虫病防治成果进一步巩固。圆满完成世界卫生组织疟疾消除达标现场评估,国家卫健委致信省政府感谢我省现场组织工作。

2. "323"攻坚行动开局良好

(1)高位推进攻坚行动,组织保障有力。省委十一届八次全会正式提出实施影响群众健康突出问题"323"攻坚行动,作为"十四五"时期全省重点工作,省政府将"323"攻坚行动列为政府工作报告重要任务、印发"323"攻坚行动方案、召开启动大会,时任省委书记应勇对攻坚行动做出重要批示。省卫健委党组将"323"攻坚行动作为党史学习教育为民办实事的重要内容,组建专病防治中心和管理办公室,建立"统筹推进、中心主导、分块负责、齐抓共管"工作机制。各地政府迅速动员部署会,宜昌市将"323"攻坚行动相关指标纳入县(市、区)及市直部门年度目标考核。省卫健委主要领导致信15个联系点县(市)党政领导共商推进"323"攻坚行动,省科技厅将"323"健康问题纳入科技发展规划。

(2)扎实推进体系建设,实现市州全覆盖。省委将"建立323攻坚行动综合防控机制"纳入对市(州)党政班子考核内容。全省市、县两级实现专病防治中心体系全覆盖,集中专家资源参与攻坚行动,体系运行良好,成效显著。胸痛中心和胸痛救治单元建设进展迅速,胸痛中心建设覆盖率达 88.06%。省卫健委与中国心血管健康联盟、中国胸痛中心联盟签署了战略合作协议,着力打造全省模式。建设高级卒中中心 22 家、防治卒中中心 104 家,发布全省卒中急救地图。省近视防控中心联合教育部门推进防治体系建设。

(3)推进疾病早筛早诊,提升群众获得感。针对高血压、糖尿病患者,结合移动医疗卫生服务车、智能健康服务包、健康体检等手段,扩大筛查面,做到 35 岁及以上居民和慢病高危人群"应筛尽筛",对发现的新增患者,纳入签约服务范畴。省心血管病防治中心组织 3.4 万心血管高风险人群免费筛查,干预管理 1.73 万人。实施卒中防治减少百万新发残疾工程,完成 4.5 万人免费脑卒中大筛查。组织对 22 万名儿童青少年近视进行筛查和干预。开展城市癌症早诊早治项目,免费为 1 万名高风险患者开展早期筛查、为 36.8 万名农村妇女开展"两癌"检查、为 29.72 万名新生儿开展五项遗传代谢病筛查、为 28.24 万名新生儿开展听力筛查。实施慢阻肺高危人群早期筛查和综合干预项目,筛查高危人群 2.5 万人。开展"万人肝病大筛查"活动,惠及患者 3 万名。

(4)指导试点打造样板,创新攻坚行动模式。按照"地方主体、部门参与、处室督办、专病防治机构支撑"的思路,积极推进 15 个试点工作。枝江市分病种制定 8 个筛查方案,大力推进基层胸痛救治单元建设,形成心血管病区域协同防治"宜昌-枝江模式"。潜江市采取家校联防、定期检查、视力建档、跟踪随访等方式,儿童青少年近视防控成效明显。团风县基于紧密型医共体建设,打造"管治协同、筛查同管、网防一体"攻坚模式。洪山区以实施"心血管病防治"项目为抓手,加强高危人群筛查和健康管理,取得了较好的效果。

(5)加大宣传工作力度,努力营造社会氛围。"323"攻坚行动启动以来,全省开展线上科普活动 2000 余场,观看点击量 6000 余万次;线下科普活动 4100 余场,参加人次达 100 余万;举办专业技术培训 1500 余场,培训医务人员 10 万余人次;举办义诊 2600 余场,受益群众近 80 万人。省卫健委主要领导参加省政府门户网站"在线访谈"栏目,与网友们交流攻坚行动相关内容。13 家国家和省主流媒体集中报道湖北"323"攻坚行动。宜昌市打造全国首条心理健康公交专线,恩施州率先举办"323+"健康科普大赛,十堰市人民医院成立 9 大专家突击队,发布"3 个 100"科普项目,营造了良好氛围。

二、健康湖北综合评估结果

2020 年是新中国成立以来湖北历史上极不平凡、极不容易、极其难忘的一年。在以习近平同志为核心的党中央坚强领导下,全省上下众志成城、万众一心、攻坚克难,全力打好战疫、战洪、战贫三场硬仗,稳住了经济基本盘,兜住了民生底线,守牢了社会稳定底线,社会经济、卫生健康等各项工作稳步复苏、向好发展,交出了一份让全省人民引以为豪的英雄答卷。但不可否认疫情也严重干扰了湖北省卫生健康事业正常发展的秩序,健康湖北战略在诸多方面受到了不同程度的影响,也削弱了部分指标在时间维度上进行比较的意义。如医生日均门诊量、医疗机构全年门诊人次等反映卫生健康部门工作效率、产出数量的指标,必然会因防疫抗疫需要部分医疗机构暂停部分医疗卫生服务而大受影响;城乡体育设施基本建设、健康产业的发展、部分基础卫生健康服务受到疫情冲击也不小。因此,健康湖北综合评估指标体系还需今后各项工作常态化后继续验证。本研究中指标体系各项指标以 2019 年数据为基期(部分基期数据缺失,以获取实际数据替代),宏观数据以 2020 年为报告期;现场调查数据以 2021 年为报告期。受新冠疫情影响,部分数据暂时空缺。

(一)初始变量测量结果

初始变量测量结果见表 3-1。

表 3-1 初始变量测量结果

二级指标	三级指标	四级指标	测量值		
			基期	报告期	目标值
筹资	筹资机制	个人卫生支出占卫生总费用的比重/(%)	33.4	32.72	27.5
组织机制	组织结构	制定出台具体行动方案(健康湖北或健康城市)	—	已印发	—
	组织管理	工作机制	—	已建立	—
		健全疾控机构与城乡社区联动工作机制	—	省卫健委已印发	—
		监测评估机制	—	已印发	—
资源配置	房屋及设备配备	每千人口医疗卫生机构床位数/张	6.3	6.94	—
	服务提供	传染病疫情和突发公共卫生事件报告责任落实	—	实现	100

续表

二级指标	三级指标	四级指标	测量值		
			基期	报告期	目标值
资源配置	资源生成	建立并完善健康科普专家库	—	已建立专家库，3800余人	—
		建立并完善健康科普资源库	—	建立了百度网盘科普资源库	—

1. 筹资 从获取的资料看，个人卫生支出占卫生总费用的比重虽然呈现逐步降低的趋势（个人卫生支出占卫生总费用的比重报告期较基期下降0.68个百分点），但总体上仍远高于健康湖北建设设定的目标值，说明个人卫生支出的比重仍然过高，各期个人卫生支出占比见图3-1。

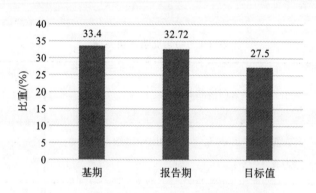

图3-1 个人卫生支出占卫生总费用的比重

2. 组织机制 组织机制上，各地制定出台健康湖北/健康城市的文件，并出台组织实施和监测考核的方案，明确部门职责和监测、考核办法，将主要健康指标纳入各级党委、政府绩效考核指标，并将考核结果作为各级政府党政领导班子和领导干部综合考核评价、干部奖惩使用的重要参考。

案例 3-1

武汉市加强组织领导

为贯彻落实健康中国、健康湖北相关工作部署，2019年以来不断深入推进健康武汉建设，加快构建大卫生、大健康格局。从加强组织领导来看，成立了高规格、广覆盖的健康武汉建设工作组织体系,时任市人民政府市长周先旺、副市长陈邂馨亲自担任健康武汉工作领导小组组长、副组长,领导小组成员包含43家市直单位以及15个区负责人。机构改革后各区相继成立了健康办,配备专门人员队伍推进健康武汉建设。陈邂馨副市长召开全市健康武汉工作会,部署下阶段健康武汉重点工作。从完善体制机制来看,市政府相继印发了《"健康武汉2035"规划重点任务分工方案》《武汉市大健康产业发展规划(2019—2035年)》《关于支持大健康产业发展的意见》《武汉市国民营养计划(2019—2030年)实施方案》《武汉市深入开展"健康进万家"活动实施方案》等一系列跨部门重要文件,拟订了健康武汉工作领导小组工作机制、工作规则、部门职责、部门核心指标清单以及《健康武汉行动(2019—2030年)》,为健康武汉建设提供了强有力的制度支撑。

> **案例评析**

　　一个高效率的组织运作机制是部门、岗位间协调和合作的基础,是实现活动目标的保障。有了良好的组织运作机制,能确保部门间高效开展分工协作、信息沟通通畅、决策高效迅速,并能快速地根据现实变化情况对计划执行做出调整。健康湖北建设是一项跨部门、跨职能的综合性长期工作,势必需要政府高层牵头成立统领全局的工作小组,从阶段性总目标和分目标制定、任务分工、职责落实到沟通协调完成顶层设计,从而在机制上保证健康湖北战略的顺利开展。

3. 资源配置　　每千人口医疗卫生机构床位数从基期6.30张增至报告期6.94张,上升10%,完成我省"十三五"规划目标。结果详见图3-2。

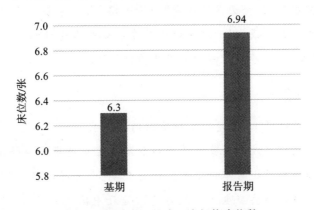

图3-2　每千人口医疗卫生机构床位数

报告期全省通过突发公共卫生事件管理信息系统报告突发公共卫生事件71起(一般级别事件66起,较大级别事件5起,无重大和特别重大突发公共卫生事件报告)。其中,传染病突发公共卫生事件最多,报告了62起,占报告总数的87.32%,病种主要为新冠肺炎(42起)。2020年受新冠疫情影响,上半年学校全部停课,突发公共卫生事件主要集中在社区,其次为学校。所有突发公共卫生事件均得到了及时有效处置,全省突发公共卫生事件处置率100%,传染病疫情和突发公共卫生事件报告责任落实结果详见图3-3。

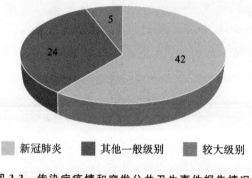

图3-3 传染病疫情和突发公共卫生事件报告情况

案例 3-2

筑牢口岸检疫防线,推进"健康武汉"建设

武汉海关贯彻落实习近平总书记"筑牢口岸检疫防线"重要指示精神,加强联防联控,完善口岸突发公共卫生事件应对机制,依法把关,优化服务,全力保障出入境人员健康安全,促进健康湖北行动提升。依法把关,严防埃博拉出血热、中东呼吸综合征、黄热病等重大烈性传染病传入。优化外籍人员国旅保健服务,为海外人才引进提供便利。针对性加强健康教育、急救培训、应急咨询、疫苗接种及健康监测,全力保障我省"一带一路"出国劳务人员健康出行。健全口岸公共卫生体系建设,提升湖北地区口岸核心能力建设水平。完善口岸联防联控,圆满完成2019年武汉军运会卫生检疫保障。

案例评析

海关动植物检疫工作,是国家维护国门生物安全的重要职责和手段。习近平总书记在中共中央政治局集体学习和全国卫生与健康大会等场合指出,要以战略的高度和前瞻的视野审视国家生物安全,科学部署加强生物安全建设。持续巩固和提升口岸公共卫生核心能力是《"健康中国2030"规划纲要》中明确提出的要求。武汉海关按照海关总署卫生检疫事业发展"十三五"规划要求,打造包括疾病预防控制体系、突发公共卫生事件应急管理体系、卫生监督体系、国际旅行健康服务体系的口岸公共卫生体系,为维护地方健康安全服务,促进地方经济社会高质量发展做贡献。

依托各类协会和学会,湖北省建立了健康湖北科普巡讲专家库,截至2020年底,全省各级科普专家库已达3800余人;全省依托"健康进万家""基本公共卫生服务""健康知识普及行动"以及"爱国卫生五进"等活动,积极组织各级专家巡讲团深入单位、学校、企业、社区、街道、乡村等各类场所,开展健康知识巡讲16700场次。

在健康科普资源库建设上,湖北省对近年来国家及省级制作的健康教育手册、宣传折页、科普视频等科普资源进行了整理汇总,建立了百度网盘科普资源库。每年由省级统一设计制作至少12期健康教育宣传栏和12种健康教育折页,50期《问健康》节目视频供基层使用。编印《漫画顺口溜健康素养66条》《我为家人学急救》《医说就懂》《新冠肺炎防控科普指南》等一系列公开发行的健康科普图书,制作了25个健康科普动画短视频等。

案例 3-3

湖北省举办首届健康科普大赛

健康科普是建设健康湖北的重要内容,为激励更多的医务工作者争当健康科普的主力军,通过健康知识的广泛传播,让更多人能够了解医学常识、健康理念,提前预防疾病,提高全民健康素养,省卫健委、省委宣传部、省科技厅、省科协共同举办了首届健康科普大赛。此次大赛全省有100多位医务人员参与活动,募集讲解类、视频类、微信类、平面类等健康科普作品800多份,通过预赛、复赛,层层选拔12位科普达人到省电视台参加讲解类决赛。决赛当天网络直播点击量达到139万,中央及省市30多家媒体宣传报道,目前已有31条决赛科普视频被学习强国平台采用。湖北电视台在国庆节、中国医师节等重要节点连续转播3次,每次收视率均在全省排名第一,受到广大群众的热烈欢迎。

▶ 案例评析

举办健康科普大赛可以让更多人了解健康科普知识,提高公众的健康科学素养,促进健康科普教育的普及;尤其可以激发青少年对健康科普知识的学习兴趣,提高学习积极性和主动性。同时,这样的比赛还可为广大健康科普爱好者提供一个学习交流、展示自己的平台。对于承担健康湖北建设任务,特别是负有卫生宣传教育职责的部门来说,这也是一个挖掘、培育和储备健康科普传播人才的良机。

案例 3-4

湖北启动"健康进万家"活动

结合新时期群众健康需求,以及卫生健康工作方针,以"共建共享、全民健康"为主题,将"婚育新风进万家活动"协调小组调整为"健康进万家"活动协调小组,联合省委宣传部、省文明办、省体育局等16个部门出台了"健康进万家"实施方案,定期召开联席会议,形成健康科普工作合力。组织实施健康宣传阵地规范化建设、健康宣传巡讲、健康生活方式普及、传统媒体集中宣传推进、新媒体健康宣传创新、健康文化建设等六大行动,真正让"将健康融入所有政策"成为社会各界的共识。2019年5月,16个部门共同启动"健康进万家"活动仪式暨千人5公里武汉东湖绿道健步走活动,以快闪舞蹈、知识竞答、运动体验等形式倡导群众合理膳食、适量运动、戒烟限酒、心理平衡的健康理念,切实增强群众对自我健康管理重要性的认识。实现人人热爱健康、人人追求健康、人人生活健康的目标。

→ 案例评析

影响健康的因素除了先天的遗传外,还有环境、个人健康意识、健康技能和健康习惯。个人健康意识、健康技能和健康习惯的养成不是一蹴而就的,需要反复的、形式各异的学习与指导。为把健康知识送到大众身边,切实增强大众对自我健康管理重要性的认识,湖北省卫健委、省委宣传部、省文明办等16个部门开展了"健康进万家"活动。以此活动作为推进健康湖北建设的重要抓手,将坚持面向基层、面向群众、面向家庭,创新健康知识传播形式,把健康知识送到群众身边。该活动多从健康生活基本知识入手,指导民众为了家人健康,在形式上和行动上真正意义地建立起健康理念。

(二)过程变量测量结果

过程变量测量数据见表3-2。

表3-2 过程变量测量数据

二级指标	三级指标	四级指标	测量值		
			基期	报告期	目标值
公平性	可及性	医养结合机构数量(床位)	4795床	56441床	持续增加
	可得性	65岁及以上老年人规范化健康管理覆盖率/(%)	—	71.15	≥60
	公平性	城市每千常住人口执业(助理)医师数/人	3.6	3.73	—
		农村每千常住人口执业(助理)医师数/人	1.9	2.03	—
效率	配置效率	每10万人精神科执业(助理)医师数/人	2.89	3.52	3.3
		每千常住人口执业(助理)医师数/人	2.64	2.7	"十三五"目标2.65
		每千人口注册护士数/人	3.18	3.38	"十三五"目标3.3
		每万人口全科医生数/人	2.61	3.02	—
		每千人口公共卫生人员数/人	0.63	0.72	—
	服务手段	二级以上综合性医院设老年医学科比例/(%)	—	42	≥50
有效性	健康知识普及行动	构建健康科普知识发布和传播机制	—	与湖北日报、湖北广播电视台等成立科普宣传联盟	—

续表

二级指标	三级指标	四级指标	测量值		目标值
			基期	报告期	
有效性	健康知识普及行动	医疗机构健康教育和促进考核机制	—	正纳入三级医院评审细则	—
	合理膳食行动	人均每日食盐摄入量/克	7.6	7.2	≤5
		合理膳食行动实施方案	—	已印发	—
	全民健身行动	人均体育场地面积/平方米	1.86	1.95	1.90
	控烟行动	15岁及以上人群吸烟率/(%)	24.8	22.0	≤24.0
		建设成无烟党政机关比例/(%)	—	基本实现	≥90
	心理健康	成人每日平均睡眠时间/小时	7.47±1.07	7.31±1.11	—
	环境促进行动	城市生活垃圾无害化处理率/(%)	97.7	100.0	99.3
		农村自来水普及率/(%)	81.0	94.0	85.0
		农村卫生厕所普及率/(%)	60.0	73.5	75.0
	妇女健康促进行动	新生儿遗传代谢性疾病筛查率/(%)	93.7	96.4	≥98.0
		农村宫颈癌和乳腺癌筛查区（县）覆盖率/(%)	52.6	80.6	≥80.0
		孕产妇系统管理率/(%)	92.1	93.1	>90.0
		3岁及以下儿童系统管理率/(%)	91.2	91.1	>85.0
		7岁及以下儿童健康管理率/(%)	92.7	93.6	>85.0
	中小学健康促进行动	中小学校配备专职卫技术人员比例/(%)	待补充	待补充	≥70
		中小学校配备心理健康人员比例/(%)	待补充	待补充	80
		制定出台综合防控儿童青少年近视工作评议考核办法	—	市州政府已签订责任状	—

续表

二级指标	三级指标	四级指标	测量值		目标值
			基期	报告期	
有效性	职业健康保护行动	职业健康检查和职业病诊断服务覆盖率/(%)	—	100	≥80
	老年健康促进行动	65岁及以上老年人规范化健康管理覆盖率/(%)	—	71.15	≥60
	重大疾病防治行动	高血压患者规范管理率/(%)	50.0（2015年）	78.6	≥60.0
		糖尿病患者规范管理率/(%)	50.0（2015年）	77.1	≥60.0
	传染病及地方病防控行动	甲乙类法定传染病报告发病率(1/10万)	乙类239.82	无甲类 乙类290.81	<240
		有效控制和基本消除地方病危害	—	实现	100
	健康产业	健康服务业总规模/万亿元	待补充	待补充	
响应性	认知与态度	医疗机构服务意识和态度/(%)	89.41	88.74	—
		基本公共卫生服务提供意识和态度/(%)	88.11	86.41	—
		健康教育/(%)	44.41	41.76	—
		疾病防控认知/(%)	45.38	92.04	—
		技术水平/(%)	84.46	86.79	—
		公卫医师/(%)	88.99	90.05	—
		报销比例/(%)	86.46	80.73	—
		就诊环境/(%)	87.72	89.38	—
		设备设施/(%)	89.56	89.01	—
	就诊选择性	转诊服务/(%)	89.40	87.64	—
		患者提问时间/(%)	81.36	86.74	—
		隐私保密/(%)	91.44	93.05	—

续表

二级指标	三级指标	四级指标	测量值		
			基期	报告期	目标值
响应性	就诊选择性	知情同意/(%)	90.95	91.96	—
		就诊自主性(就诊次数)	1.70±1.68	1.61±1.96	—
		药品使用选择/(%)	86.49	87.28	—
		接受公共卫生服务人群比例/(%)	69.86	85.92	—

1. 公平性 在服务公平性方面,通过加快推进医养结合机构"放、管、服"改革,出台系列政策文件措施,深入开展医养结合试点,开展医养结合机构服务质量提升行动,医养结合服务质量明显提升,医养结合机构建设取得积极成效。截至2020年底,全省医养结合机构达到216个,其中纳入医保定点184个,医养结合机构总床位56441张,达到医养结合机构数量持续增加的目标。

从可得性指标看,2020年全省纳入健康管理的65岁及以上老年人有4683290人,健康管理率高达71.15%,实现了60%的目标。

根据2019年和2020年卫生健康统计年鉴可知,湖北省城市每千常住人口拥有的执业(助理)医师数量、农村每千常住人口拥有的执业(助理)医师数量保持不变,分别为3.73人和2.03人;全省每千常住人口拥有的执业(助理)医师数为2.7人。从公平性上看,城乡差距仍然存在。

2. 配置效率 在资源配置效率上,2020年与2018年相比取得较大幅度改善,每10万人精神科执业(助理)医生数量、每千常住人口执业(助理)医师数、每千人口注册护士数都分别超出2022年计划目标或"十三五"规划目标。近年来,通过出政策、建机制、抓投入、调结构、扩增量、促发展,湖北省全科医生队伍建设成效显现。截至2020年,湖北省全科医生总数为17900多人,每万人口全科医生数为3.02人;各类专业公共卫生机构人员数为41428人,按照第七次全国人口普查数据测算,每千人口公共卫生人员数为0.72人(图3-4)。

在二级及以上综合性医院老年医学科设置方面,湖北省紧扣老年人健康教育、预防保健、疾病诊治、康复护理、长期照护、安宁疗护等环节,深化老年健康服务内容,确定省级试点促进示范带动,探索建立老年健康服务体系。截至2020年,全省110家二级及以上综合性医院设立了老年医学科(老年病科),占比42%。虽然目前已经取得了长足的

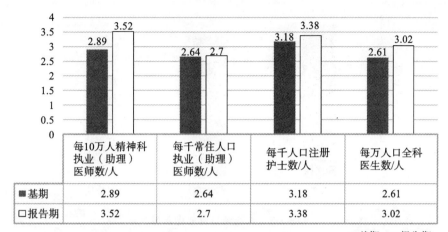

图 3-4 配置效率

进步,但积极应对老龄化的步伐仍需加快,尽早达到健康湖北所预设的目标。

3. 有效性 在健康知识普及行动方面,湖北省卫健委与湖北日报、湖北广播电视台等省级主要媒体合作,成立健康科普媒体宣传联盟,打造健康科普"中央厨房";与湖北广播电视台合作,打造了"荆楚大医生""问健康""健康合伙人""寻医问药""健康有道"等电视广播栏目,收听收视率均位居各台前列;此外还搭建了"健康湖北""湖北疾控"官方微信公众号以及"健康湖北"抖音和快手等多维度媒体平台,定期发布健康科普知识。2019年开始,省委宣传部、省卫健委等部门每年联合举办健康科普大赛,将遴选出的"科普达人"组成科普明星巡讲团,与湖北电视台合作,编排不同的科普表现形式,按各地需求分组划片进行巡讲,打造精准化、个性化的健康科普传播,已构建多渠道、全覆盖的健康科普知识发布和传播机制。

为促进医疗机构加强健康教育,目前正在组织修订三级医院评审标准实施细则,拟将"医疗机构和医务人员开展健康教育和健康促进有关情况"作为新增评审指标,并制定相关评审办法与评分细则,通过量化标准来进一步督促工作,力争建立行之有效的医疗机构和医务人员开展健康教育和健康促进的绩效考核机制。

在合理膳食行动方面,控制人均每日食盐摄入量方面也取得一定成效,由人均日摄入量7.6克下降到7.2克,但离人均日摄入量低于5克的目标仍有一定距离(图3-5)。全省各市(州)开展了形式不一的合理膳食宣传活动,将合理膳食纳入市(州)健康湖北行动实施方案。

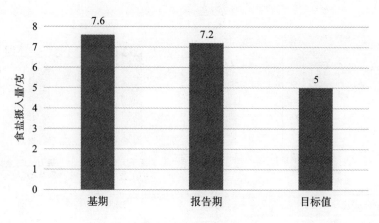

图 3-5 人均每日食盐摄入量

案例 3-5

学生饮用奶计划

2020年1月4日,时任黄冈市委副书记、市长邱丽新在黄冈市第五届人民代表大会第五次会议上做《政府工作报告》时要求:"推进健康黄冈建设。深化'健康中国'15个专项行动,积极实施国民营养计划,加大国家'学生饮用奶计划'推广力度,扩大覆盖范围。"这是国家"学生饮用奶计划"连续第4年、总计5次写入《政府工作报告》。2018年6月国务院办公厅印发的《关于推进奶业振兴保障乳品质量安全的意见》(国办发〔2018〕43号),是我国奶业振兴的顶层设计方案。第18条"积极引导乳制品消费"中明确要求,"大力推广国家学生饮用奶计划,增加产品种类,保障质量安全,扩大覆盖范围。""倡导科学饮奶,培育国民食用乳制品的习惯。"同年9月,湖北省政府印发的《湖北省国民营养计划(2018—2030年)实施方案》要求:依照国家《学生餐营养指南》,制定满足不同年龄段学生营养需求的食谱,引导学生科学营养就餐。逐步提高中小学生奶类摄入量。实施贫困地区重点人群营养干预,继续推进农村义务教育学生营养改善计划。2019年6月,黄冈市政府印发《黄冈市国民营养计划(2019—2030年)实施方案》,要求依照国家《学生餐营养指南》,制定满足不同年龄段学生营养需求的食谱,大力推广学生奶计划,逐步提高中小学生奶类摄入量。将营养干预纳入健康扶贫工作,加强对贫困地区学校合理配餐的支持,改善学生在校就餐条件。继续实施贫困地区儿童营养改善项目。

> **案例评析**

2022版《中国居民膳食指南》中特别强调了奶的摄入量,由2016版中推荐的奶及奶制品300克/日,增加到了300~500克/日。牛奶富含钙,且钙、磷比例合适,还含有维生素D、乳糖、氨基酸等促进钙吸收的因子,因此人体对牛奶中的钙吸收利用率很高。《中国居民膳食指南》推荐每人每日摄入足量的奶,不仅因为奶是补钙的首选食物,也是为了保证优质蛋白质的摄入。和一般成人相比,儿童和青少年对钙的需求量更多,为1000~1200毫克/日。钙在使儿童和青少年达到最佳峰值骨量的过程中发挥着重要作用,缺钙会直接影响到骨骼的发育。这个时期钙摄入充足,可以增加骨矿含量、促进骨骼生长,有利于骨骼健康,同时也会直接影响到成年以后的骨骼健康。如果这个时期钙缺乏严重,不仅会影响身高还会增加成年后患骨质疏松症的风险。2000年,经国务院批准,农业部、原国家发展计划委员会、教育部、财政部、原卫生部等七部(局)联合启动实施国家"学生饮用奶计划",通过在课间向在校中小学生提供一份优质牛奶,提高他们的身体素质并培养他们形成科学的膳食习惯。湖北是国家"学生饮用奶计划"的积极倡导者,黄冈是湖北推广国家"学生饮用奶计划"的先行者之一。2020年以来,湖北省政府连续3年将"巩固提升国家'学生饮用奶计划'覆盖率"写进《政府工作报告》,把学生奶推广工作纳入日常政务,并协调联动各市(州)、各单位落到实处,在省内形成国家"学生饮用奶计划"推广的良好政策环境。2022年,湖北省教育厅印发《关于进一步做好国家"学生饮用奶计划"推广管理工作的通知》,为全面建设健康湖北进一步注入能量。

全民健身行动从选取的指标看,目前湖北省人均体育场地面积逐年稳步提升,2018年监测指标为1.86平方米,当时还未超过健康湖北设定的预期目标值;但经过两年的努力,2020年已经达到1.95平方米,超过1.90平方米的目标值。

案例 3-6

湖北省体育局全面推进体质检测与健康体检"一站式"服务试点工作

湖北省体育局在全面贯彻《全民健身计划(2016—2020年)》、落实《"健康湖北2030"规划纲要》、推动"体医融合"工作方面成效初显,以贴近群众、科学指导、精准服务、提高人民群众健康水平为目标,在全省范围内挑选 4 个医疗机构建立体质检测与健康体检"一站式"服务试验点,面向医务人员开展"运动处方"指导培训,研制开发推广运动处方应用系统,逐步推进科学健身在健康促进、慢病预防和康复等方面的特色作用,推动形成体医结合的疾病管理与健康服务新模式。为全面深化体医融合营造氛围,探索经验,提供示范。

案例评析

体育与医学是促进身心健康的"双胞胎"。在全民健身时代,医院里因运动方法不当而导致骨骼、肌肉疼痛的患者越来越多。还有许多患有慢性病的人,不知道究竟该选择什么样的健身运动。不运动有害,不当运动同样有害。马拉松比赛中运动员猝死,学生在体育课上猝死的悲剧,并非个例。在健康中国的国家战略全速推进中,将全民健身与全民健康更好地融合,发挥 1+1>2 的效果,是医疗界和体育界共同的使命。体质检测与健康体检"一站式"服务试点工作正是在这样的背景下逐步开展的。

控烟行动已完成目标,报告期 15 岁及以上人群吸烟率为 22.0%,低于目标值 2 个百分点(图 3-6),无烟党政机关比例也达到 90% 的阶段性目标要求。

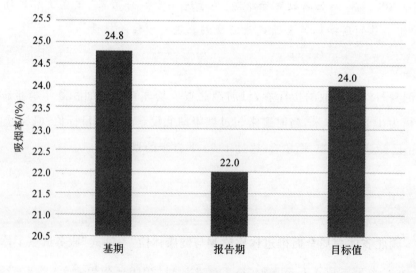

图 3-6　15 岁及以上人群吸烟率

案例 3-7

把握时机，锁定关键，推进立法

一、立法成效

《武汉市控制吸烟条例》(以下简称《条例》)已通过武汉市十四届人大常委会第二十三次会议表决。《条例》有如下特点：一是控烟范围与《烟草控制框架公约》要求基本一致。《条例》明确规定：武汉市室内公共场所、室内工作场所、公共交通工具内禁止吸烟。二是增加多部门联合执法机制。《条例》明确卫生健康行政部门是控制吸烟工作及执法的主管部门，教育、公安、民政、城管执法、交通运输、商务、文化和旅游、住房保障房管、市场监管、体育等相关部门按照规定职责，做好本行业或者本领域内控制吸烟的宣传教育、监督管理和执法工作。三是提高违规惩罚额度。《条例》规定，个人在禁止吸烟场所吸烟的，将处五十元罚款；拒不改正的，处二百元以上五百元以下罚款。四是加大对未成年人的保护。《条例》规定，禁止向未成年人销售烟草制品。

二、工作措施

2018年，市控烟专班在《长江日报》开辟的"我的控烟故事"专栏，推出《开口一声对不起，让吸烟者自觉灭烟》等专题文章十余篇。在武汉电视台播放控烟公益广告30期，在地铁电视滚动播放自行制作的《公共场所禁止吸烟》的动漫宣传片17424次。每年5月31日，全市围绕无烟主题举办了各类活动，2018年世界无烟日，市爱卫办公室、市疾病预防控制中心联合《长江日报》新媒体部，第一次开展直播宣传，一周时间近30万网民通过《长江日报》App客户端、官微和今日头条观看了此次直播，为建设健康武汉营造出了良好的控烟舆论氛围。

案例评析

控烟战略，保护公民健康，国家立法控烟有着基础性和标杆性意义。控烟工作法制化是必然趋势。随着人民生活品质的提高和健康意识的增强，对吸烟行为进行立法规范，已经成为政府履行公共管理职能、保障公众健康、改善公共环境的重要工作。通过法律规范、法律执行、法律宣传，让公民认识到吸烟的危害，也认识到对自身以及他人健康负有的责任，推动形成健康生活方式，培养崇尚健康,"不吸烟、不敬烟、不送烟"的社会风尚。同时,以立法形式进行公共场所控烟,可以减少未成年人接触、了解烟草的机会,减少未成年人因为模仿、环境使然而开始的吸烟行为,有利于保护未成年人健康,也有利于控制吸烟人群的增量。因此,制定控烟条例势在必行。武汉市政府早在1995年就出台了《武汉市公共场所禁止吸烟规定》以促进控烟工作开展,之后陆续推出了各项规章制度,2019年武汉市第十四届人大常委会第二十三次会议通过的《武汉市控制吸烟条例》,成为史上"最严控烟令"。

睡眠不足往往会降低个体调节情绪的能力,从而增加患精神疾病的风险。本研究选用成人每日平均睡眠时间来反映心理健康状况。报告期与基期相比,每日平均睡眠时间从7.47小时下降到7.31小时,t检验显示两者并无显著差异。

在环境促进行动方面,城市生活垃圾无害化处理率、农村自来水普及率和农村卫生厕所普及率都取得不同程度进展。其中,农村自来水普及率和农村卫生厕所普及率较基期都有较大幅度增长,增幅达13%以上(图3-7)。

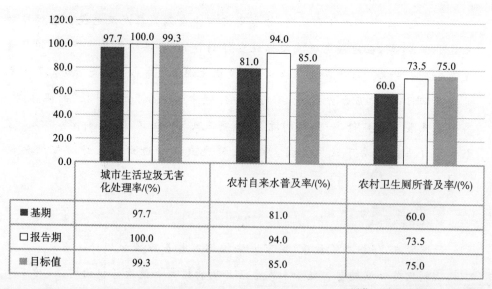

图3-7 环境促进行动

案例 3-8

湖北省扎实开展农村人居环境整治,建设美丽乡村

2019年以来,在省委、省政府的高度重视和坚强领导下,湖北省农业厅认真贯彻落实习近平总书记关于学习浙江"千万工程"、建设美丽乡村的重要指示精神,迅速出台文件、组建专班,全面推进、狠抓落实,全省美丽乡村建设正在深入有序推进。

抓农村人居环境整治,扎实开展村庄清洁春季、夏季、秋冬季战役,全省2万多个村以"五清一改"为重点内容,推进村庄清洁行动,农村"脏、乱、差"现象明显改善。统筹推进农村污水处理和垃圾治理工作,全省883个建制乡镇污水处理厂已基本建成;建成乡镇生活垃圾中转站1022座,日中转能力达到1.3万吨,全省85%的行政村达到农村生活垃圾治理"五有"标准。

抓农村"厕所革命"。截至2019年9月30日,全省已改建农村户厕约254万户、农村公厕约1.72万座,分别占我省三年攻坚计划(2018—2020年所确定的330万户厕、2.51万座公厕)的76.97%、68.53%。

抓专项治理。在全省铁路沿线开展环境综合治理,大力开展铁路沿线卫生环境整治、建筑物环境整治、山体河流农田环境整治、环保综合整治、绿化环境整治、铁路安全环境整治、照明环境整治。

➡ 案例评析

改善农村人居环境,是以习近平同志为核心的党中央从战略和全局高度作出的重大决策部署,是实施乡村振兴战略的重点任务,事关广大农民根本福祉,事关农民群众健康,事关美丽中国建设。湖北省农业厅认真贯彻党中央、国务院决策部署,全面扎实推进农村人居环境整治,扭转了农村长期以来存在的"脏、乱、差"局面,村庄环境基本实现干净、整洁、有序,农民群众环境卫生观念发生可喜变化、生活质量普遍提高,为全面建成小康社会提供了有力支撑。

案例 3-9

推进城乡垃圾治理,改善城乡人居环境

深入贯彻落实省委、省政府"四个三重大生态工程"决策部署,全面开展城乡垃圾无害化处理全达标三年行动,垃圾治理成效明显,前端收、中间转、末端

处的链条式垃圾管理体系不断健全。强化技术支撑，组织专家编印《湖北省城乡生活垃圾治理技术导则》等6个标准规范；强力督导问效，在《湖北日报》设立全省城乡垃圾治理曝光台，推动各地履职尽责；推进设施建设，全省已建成垃圾中转站1858座，日转运能力1.3万吨，基本做到乡镇垃圾中转站全覆盖；已建成生活垃圾末端处理设施150座，日处理能力4.48万吨，垃圾焚烧占比达到48%；推进农村垃圾治理，全省农村按照"五有"标准，生活垃圾有效治理率达到90%；推进垃圾分类，全省698个社区和3757个行政村开展垃圾分类工作。2019年，在全省开展"一把扫帚扫到底，干干净净迎国庆"活动，住建部在武汉召开全国现场会，推广我省经验。

案例评析

垃圾治理是社会的责任。城乡垃圾治理是深入实施城乡环境综合治理工程的重要内容，对于改善城乡居民工作生活环境，提高人民群众生活质量，营造清洁优美的城乡环境和投资环境，具有十分重要的意义。国家发改委办公厅等发布《关于补齐公共卫生环境设施短板 开展城乡环境卫生清理整治的通知》（发改办社会〔2023〕523号）中提出，加强城市垃圾、污水、厕所、清扫保洁等公共卫生环境设施建设，补齐生活污水收集处理设施短板，合理布局建设生活垃圾分类收集、分类运输、分类处理设施。湖北省在垃圾治理上也是敢为人先，全面展开城乡垃圾无害化处理全达标三年行动。

在妇女健康促进行动方面，新生儿遗传代谢性疾病筛查率由2018年的93.7%升高到2020年的96.4%，虽然离预期目标尚需努力，但整体上筛查率经过两年的努力已经大幅上升；农村宫颈癌和乳腺癌筛查区（县）覆盖率由52.6%大幅上升到80.6%，提前完成监测指标。孕产妇系统管理率由2018年的92.1%提升到2020年的93.1%，均超过预期指标。3岁及以下儿童系统管理率2018年的监测指标为91.2%，2020年的监测指标为91.1%，比2018年略有下降，但整体上均超过预期设定的目标。7岁及以下儿童健康管理率由2018年的92.7%增加到93.6%，且超过了预期目标值（图3-8）。总体来看，妇女健康促进行动的有效性得到了提升。

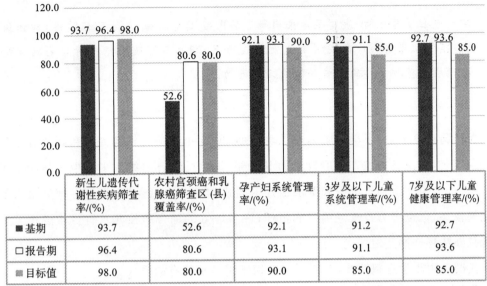

图 3-8　妇女健康促进行动

案例 3-10

襄阳市实施"阳光康复圆梦工程"让残疾儿童得到全面康复救助

近年来,襄阳市大力实施"阳光康复圆梦工程",持续推进残疾儿童康复救助工作,2019 年 4 月 12 日,市政府出台了《关于印发襄阳市残疾儿童康复救助制度的通知》(襄政发〔2019〕8 号),在救助儿童年龄、户籍、类型、标准四个方面有了全面突破。为确保康复项目安全、规范、有效实施,6 月 17 日市残联联合市卫健、教育、民政、医保等部门在全省率先出台了《襄阳市残疾儿童定点康复服务机构管理办法(试行)》。在康复治疗过程中,通过建立多部门联动筛查机制,动态管理残疾儿童康复信息,发现一例、登记一例,并及时对新发现的残疾儿童进行评审和康复评估,将专业的康复机构介绍给残疾儿童家长,协助家长选择最适合的康复专业机构,达到最佳的康复效果。2019 年全市已建立 16 家定点康复机构,得到康复救助的残疾儿童由 2018 年的 843 名增加到 1717 名,0~15 岁残疾儿童实现了应救尽救,受助儿童家长满意率达 95% 以上。

案例评析

《健康中国行动(2019—2030 年)》将残疾人作为重点关注的特殊人群,残疾儿童的健康更是行动的重点,明确指出要完善残疾儿童康复救助制度,加强残疾人专业康复机构、康复医疗机构和基层医疗康复设施、人才队伍建设,加强保健,预防儿童疾病。在残疾儿童康复救助上,湖北各地政府根据所在地实际情况开展了多种多样的关爱和健康促进行动。

现场调查显示,中小学健康促进行动方面,2020年在湖北省教育厅和湖北省卫健委的协同部署,以及各级地方政府教育和卫健部门努力下,省内绝大多数中小学配备了卫生技术人员,但多由当地医院和基层医疗卫生机构医务人员兼职;学校心理健康人员配备比例较高,但也多为各校老师兼职担任;许多地方的综合防控儿童青少年近视工作评议考核办法还在制定之中。

武汉市中小学近视防控起步较早,并探索出一种特有的模式。

案例 3-11

武汉近视防控模式走向全国

武汉市是国家近视防控示范区。武汉近视防控模式被时任国务院副总理孙春兰称为"武汉模式"。自2005年以来,武汉市将学生近视防控工作作为长期、持续促进青少年体质健康的重要惠民工程纳入统筹规划。2007年,武汉市创新机制成立非营利性"武字头"专业技术服务机构——武汉市青少年视力低下防制中心,变"治"为"制",在全国率先探索青少年学生近视防控有效路径。2009年,教育部将武汉市确立为全国首个"学生近视眼防控工作实验区",开始将"政府主导、专家指导、部门配合、项目运作"的"武汉模式"向全国推广。同时,通过全方位的培训,武汉市建立了一支中小学分管校长、保健老师(健康教育辅导员)、班主任、学生视保员组成的"视防大军",形成"群防群控、联防联控"的大健康体系。截至2018年,武汉市重点监测和管理学校小学阶段视力低下率实现"三连降",武汉92所重点监测学校监测数据显示:学生标准化视力低下率从2014年的50.83%下降至2017年的45.45%。其中小学阶段分别下降0.21%、2.45%、3.31%。

案例 3-12

加强健康校园建设,提高学校卫生水平

近年来,省教育厅认真贯彻落实《湖北省健康校园专项行动方案》要求,切实履行学校卫生与健康管理工作主体责任。同时,与卫生健康和市场监管等部门开展合作,协同推进全省健康校园建设。一是树立"健康第一"的理念,把健康教育贯穿于教育全过程。开设包括健康教育在内的"生命安全"课程;定期举办全省学校卫生工作培训班,对各市、州、县教育行政部门负责人进行专题培训。二是注重制度建设,落实高校卫生工作管理责任。为加强高校结核病和艾滋病等重点传染病防控工作,规范湖北高校学生体检工作,实施了艾滋病防控工作报告制度。三是改善卫生条件,为学生健康成长提供环境保障。全面开展学校食堂、宿舍、厕所、水龙头、照明、合成材料面层运动场地、教室空气质量等卫生基础条件问题大排查,摸清现状,找准问题,统筹规划、整改到位、建立机制。四是强化督导检查,及时消除学校卫生风险隐患。定期开展学校卫生督查,实行县级自查、市(州)级复查、省级抽查。2018年以来,以市(州)为单位,逐县播放学校卫生管理暗访问题视频,省教育厅负责人直接与其辖区内县(市、区)教育局主要负责人约谈。

案例评析

《"健康中国2030"规划纲要》将普及健康生活作为重要篇章,明确提出把健康教育纳入国民教育体系,把健康教育作为所有教育阶段素质教育的重要内容。加大学校健康教育力度、普及健康科学知识、提升学生健康素养、加强学校健康建设、建立健全学校健康促进与教育体系,加强学校体育工作,完善学校食品安全、疾病预防和传染病防控相关政策等是推进学校体育卫生、健康教育和促进学生健康水平提升的行政纲领和行动指南。湖北省教育厅协同相关部门推进中小学健康促进工作展开了系列行动。

从2020年的监测指标看,职业健康检查和职业病诊断服务覆盖率已达100%,超过目标值,尽管只选取了其中一项指标,但仍能反映我省在职业病健康促进行动中取得的成绩。

案例 3-13

全面落实职业病防治主体责任,积极推进"健康企业"规范化建设

湖北省加大职业健康监管力度,着力推进"健康企业"规范化建设,督促企业落实职业病防治主体责任,切实保护劳动者生命健康权益,树立起一批先进典型企业,较好地发挥出示范作用。如阿尔斯通武汉锅炉股份有限公司,华新水泥、武钢大冶铁矿等企业通过开展"健康企业"创建活动,加大职业健康投入,认真做好职业病危害申报、职业病防护设施"三同时"、职业健康教育培训、职业健康监护、危害因素定期检测和日常监测、劳动者个体防护用品配备等防治工作,积极推广应用能降低职业病危害的新材料、新工艺、新设备、新技术,使粉尘、毒物、噪声等危害因素水平得到有效控制和消除。这些职业病危害严重类别的企业近年来无一例新发职业病,彻底甩脱了职业病高发的帽子,成为全省企业防治职业病工作的新榜样。

案例 3-14

整合优质医疗卫生资源,保障央企职工职业健康

国药医疗集团出资控股,与央企东风汽车集团有限公司合资成立了国药东风医疗健康产业有限公司,整合东风公司所属的医疗机构,制定实施了以职业病防治、工伤预防、职工慢病管理为主要内容的"健康东风"计划,覆盖东风集团旗下的乘用车、越野车等多家企业,涉及在职员工及家属20余万人。通过收集信息、搭建平台、健康风险评估、慢病随访监测、建立健康小屋等多种举措取得了员工健康意识提升、员工整体健康水平提升、员工整体满意度提升、工作场所高危健康风险降低的良好效果,为大型央企创建"健康企业"工作做出了积极有益的探索,也有效起到了典型引路的榜样示范效应。

从老年健康促进行动的监测指标看,65岁及以上老年人规范化健康管理覆盖率为71.15%,超过预期目标值(60%)。

案例 3-15

荆州市推进安宁疗护试点工作

安宁疗护是以临终患者及其照顾者为中心,提供全面的照护,包括医疗、护理、精神等方面的服务,在减少患者身体疼痛的同时,更关注患者的内心感受,给予患者"灵性照护",鼓励其正确面对死亡,维护其生命尊严。荆州市作为全国第二批安宁疗护试点城市,市卫健委成立了安宁疗护国家试点工作领导小组和专家小组,制定了试点工作方案。以市第二人民医院(市老年病医院)为牵头医院,正在积极探索安宁疗护与医保政策等有机对接,并将逐步向社区、乡镇医疗机构和公办、民办医养结合养老机构延伸。目前,荆州市正在积极开展安宁疗护基线调查,主要是面向基层医疗单位、医养结合养老机构和社区群众,全面了解安宁疗护服务需求,以推动荆州市安宁疗护事业发展。

▶ 案例评析

随着我国人口老龄化速度不断加快,老龄问题与老龄事业发展已成为当前人们高度关注的一个社会问题。建立完善包含康复护理、长期照护、安宁疗护等多个环节的老年健康服务体系将成为积极应对和有效解决人口老龄化的一项重要工作内容。湖北省卫健委以人民群众需求为导向,加快构建安宁疗护服务体系,探索安宁疗护服务模式,增加安宁疗护服务供给,取得了初步成效。

2015 年高血压患者规范管理率的监测指标为 50.0%,低于健康湖北目标值(60.0%);2020 年该指标上升到 78.6%,超过健康湖北要求的目标值。糖尿病患者规范管理率 5 年间也取得较大程度改善,2015 年规范管理率为 50.0%,也低于预期目标值(60.0%),2020 年达到 77.1% 的较高水平。说明整体上,健康湖北建设为重大疾病防控打下了坚实的基础(图 3-9)。

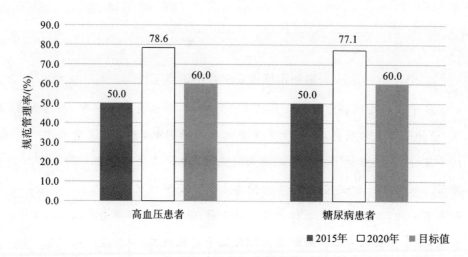

图 3-9 重大疾病防治行动

案例 3-16

砥砺前行，防控卒中

湖北省第三人民医院是"卫生部脑卒中筛查与防控基地""湖北省脑卒中诊疗中心""国家示范高级卒中中心"。医院成立了由院长为组长、相关职能部门与临床科室主任为成员的领导小组，统筹脑心健康管理师工作的管理与推进。2018 年 11 月国家脑防委举办的脑卒中防治工作总结会上获得首届"脑心健康管理师团队二等奖"荣誉。医院充分依托"互联网＋"，加强卒中防控知识的宣传，建立和完善卒中单元病区健康宣教手册、健康教育小处方；编制"手指操""脑卒中科普"等宣教视频。严格开展质量管理控制，每周组织开展脑心健康管理师质量分析工作，加强对卒中患者及高危人群院中管理，组织神经内科、神经外科、超声影像科等专业专家在周质控会上进行专业指导与点评。为纳入健康管理的卒中高危患者建立档案，探索开展高危人群分层管理，制定出分层标准与管理方案，做到精细化、个体化管理，进一步降低了卒中的发病率和复发率。2017 年至今，省三医院针对目标人群筛查共计 51974 人，通过健康管理及干预，目标人群高危人群率由 22％降至 14％，降幅为 36％，中危人群率由 38％降至 21％，降幅为 45％。经健康管理后目标人群的高危人群率为 14％，明显低于国家脑防委统计的数据(22.48％)。

慢性非传染性疾病(简称慢性病)是严重危害广大城乡居民身体健康、造成严重社会经济负担的疾病。慢性病的发生和流行与经济社会、生态环境、文化习俗,特别是生活方式等因素密切相关。我国慢性病发病人数快速上升,现有确诊患者2.6亿人,是重大的公共卫生问题。不过慢性病有其可防可控的一面。有证据表明,80%的心脑血管疾病可以预防,至少40%的非基因因素决定的癌症也可预防;已经患病的人,也有非常可行的方式,包括自我管理和社区医疗服务进行控制。让广大人民群众正确认识慢性病,提高自我健康管理技能和健康管理依从性对慢性病防治非常重要。为推进慢性病防控工作,全省各地、各类医疗机构开展了形式多样的防控工作。

> **案例 3-17**
>
> ### 湖北省肿瘤防治健康教育基地
>
> 湖北省肿瘤医院湖北省肿瘤防治健康教育基地(以下简称"健教基地")是国内首家以肿瘤防治为主题,全方位展示我省肿瘤发病形势、防治工作及肿瘤防治知识的展览馆,是以肿瘤预防、筛查、诊断和治疗为脉络的主题健康教育基地。在展示形式上,通过展示模型、电子化大屏幕等,运用多媒体、智能化的手段对肿瘤防治的健康教育科普知识进行了生动的展示。最新、最权威的知识展示,可让参观者对肿瘤的认识更为准确和科学,纠正一些误区,让参观者科学预防和规范治疗肿瘤。健教基地将湖北省各地的肿瘤发病形势展示在湖北省地图上,使省内肿瘤发病态势和防控形势一目了然。健教基地还设置了智能化讲解机器人"小康",通过其娓娓道来的讲解带领参观者浏览展馆各个区域,让普通居民快速了解并掌握肿瘤如何预防、如何筛查、如何治疗等核心科普知识,提升了馆内的趣味性和科技感。在馆内一角设置了一个健康驿站,驿站内的电脑存储了大量的电子科普资源,内容涵盖肿瘤科普的各个方面,形式包括视频、音频和图片等,供参观者浏览学习。在驿站内还安排有健康管理师与参观者远程视频对答,帮助解答健康管理相关问题。据了解,馆内的健康小课堂将定期排课并邀请专家授课,内容包括肿瘤科普、健康管理知识等。

案例 3-18

赤壁市社区居民慢病团体健康管理实践

为有效解决慢病高危人群接受健康管理的依从性不高、健康行为执行率不佳的共性问题和逐步实现基本公共卫生服务慢病管理由量向质的转变,赤壁市于 2017 年起开展了"社区居民慢病团体健康管理"工作,该工作依托国家心血管病高危人群筛查与综合干预项目在赤壁的实施,紧紧围绕提高慢病高危人群健康素养、培养自我健康管理技能、提升健康管理依从性的工作重心,创新开展了个体化、全流程的慢病健康管理服务。两年共服务近千名慢病高危人群,服务满意率超过 90%。通过该项目的开展,参与居民的慢病患病知晓率达到 100%,健康行为形成率超过 60%,慢病有效控制率超过 60%。同时,健康管理工作队伍综合能力得到锻炼,疾控机构、综合医疗机构、社区卫生服务中心(乡镇卫生院)三方共同参与的"防-治-康"三位一体的慢病防控模式逐步建立。

就传染病及地方病防控行动看,2020 年有效控制和基本消除地方病危害的目标已经实现。湖北省无大骨节病、燃煤型砷中毒、饮茶性氟中毒病区和水源性高碘地区。103 个县(市、区)保持持续消除碘缺乏病危害状态;15 个燃煤污染型氟中毒病区、利川市克山病病区、仙桃市和洪湖市饮水型砷中毒病区均达到消除标准;31 个饮水型氟中毒病区达到控制目标。地方病控制和总体消除率为 100%,提前实现国家 2022 年目标。

4. 响应性 卫生健康服务响应性反映服务提供是否以居民为中心,能否按居民卫生服务需求提供各种服务,居民在接受服务时各种权益是否得到应有的保障和尊重。指标体系中设计认知与态度、就诊选择性两个三级指标,医疗机构服务意识和态度、基本公共卫生服务提供意识和态度等 16 个四级指标测量;指标全以现场和网络问卷调查方式获得;除就诊次数外,其他 15 个指标以居民满意度表示。

从认知与态度指标上看,满意度最低的是社区卫生机构开展的健康教育,2018 年为 44.41%,2020 年下降为 41.76%,这说明居民对社区开展的健康教育工作认同度不高,基层针对居民的健康需要必须从传播内容、传播形式和传播理论上创新和突破,唯有如此才能真正践行新发展理念,推进健康教育工作的高质量发展,不断通过个性化、差异化的服务来满足群众的美好健康生活需要。

从调查中也看到,居民对医疗机构服务意识和态度的满意度 2018 年和 2020 年分别为89.41%和88.74%,虽然略有下降,但总体上还是保持了较高的满意水平。同样,对基本公共卫生服务提供意识和态度的满意度2018年和2020年分别达到了88.11%和86.41%,这说明群众对基层卫生机构专业人员的专业服务是基本满意的。而对技术水平的满意度分别达到84.46%和86.79%,2020年略有提升,推测与新冠疫情期间群众对医疗机构的技术服务有了更深的认识有关。

从调查数据中可以看到,居民对疾病防控认知一项的满意度提升最大,由2018年的45.38%上升到2020年的92.04%,这一方面说明新冠疫情让全社会认识了疾控机构和疾控工作人员的重要性,另一方面也说明疾控机构在平时的工作中如何提升社会的认知、如何走进社会、走进群众还需要反思战略、重塑目标,真正以人民健康为中心,推进疾病防控工作的现代化建设。

从报销比例上看,2018年的满意度为86.46%,2020年为80.73%,报销比例满意度降低的主要原因可能是2020年各地新冠疫情防控期间,部分居民无法采用惯例或无法在特定时期按各种医疗保险规定购买各种药品或接受医疗服务,导致部分医疗费用无法正常报销所致。其他相关指标结果详见图3-10。

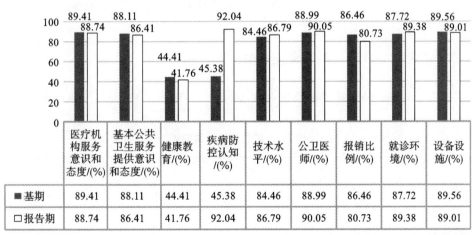

图3-10 认知与态度指标

从就诊选择性指标看,结果变化最大的是接受公共卫生服务人群比例,由2018年的69.86%大幅提升为2020年的85.92%,这显然与新冠疫情使得群众被动服务的数量大幅提升有关,同时也说明疾控机构和基层卫生服务机构在公共卫生服务方面还有很大的提升空间。另外一项提升幅度较大的指标是患者提问时间,由2018年的81.36%提升到2020年的86.74%,推测也是与新冠疫情期间各级各类卫生服务机构改善了自身的服务,延长了问诊和咨询的时间有关。在转诊服务、隐私保密、知情同意、药品使用选择等方面的指标保持了较高的水平,尤其是隐私保密、知情同意这两项指标两年评估调查中均超过了90%,说明医生对患者的基本人权的尊重得到了有效的保障,这与其他研究相关资料和平时生活观察指标保持了一致(图3-11)。

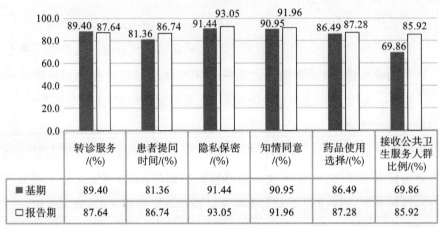

图 3-11 就诊选择权

(三)健康湖北评估结局变量分析

健康湖北评估结局变量测量数据见表3-3。

表 3-3 结局变量测量数据

二级指标	三级指标	四级指标	测量值		
			基期	报告期	目标值
健康改善	健康服务	产前筛查率/(%)	67.87（2018年)	71.55	≥70
		适龄儿童免疫规划疫苗接种率/(%)	90	实现	≥90
	健康环境	居民饮用水水质达标率/(%)	—	样本调查出厂水质合格率99.73%,管网合格率99.58%	明显改善

续表

二级指标	三级指标	四级指标	测量值		
			基期	报告期	目标值
健康改善	健康环境	城市人均公园绿地面积/平方米	11.94	13.57	14.36
		城市空气质量优良天数比率/(%)	82	87.5	超"十三五"
	健康人群	儿童、青少年总体近视率/(%)	51.7(2018年)	待补充	年均下降0.5%
		学校眼保健操普及率/(%)	近100	实现	100
		新发尘肺病例数比例/(%)	17.73(2011—2015年)	20.06(2016—2020年)	明显下降
		心脑血管疾病死亡率(标化率)/(%)	238.4(2015年)	待补充	≤209.7
		70岁及以下人群慢性呼吸系统疾病死亡率/(%)	10.2(2015年)	待补充	≤9.0
		30~70岁人群过早死亡率/(%)	18.5(2015年)	待补充	≤15.9
		居民体质达标比例/(%)	89.6(2015年)	待补充	≥90.86
	健康社会	千人口献血率/(‰)	11.2	10.07	—
		经常参加体育锻炼人数比例/(%)	33.9(2014年)	待补充	≥37
	健康文化	居民健康素养水平/(%)	22.2	25.5	≥27.0
		居民心理健康素养水平/(%)	12(2018年)	待补充	20
		生态环境与健康素养水平/(%)	12.5(2018年)	待补充	≥15

续表

二级指标	三级指标	四级指标	测量值		
			基期	报告期	目标值
居民满意	整体环境满意	健康湖北/健康城市宣传氛围/(%)	62.63	81.28	—
		切实感受到卫生健康服务增加/(%)	71.01	83.14	—
		政府的重视/(%)	62.63	81.28	—
	技术质量满意	卫生健康服务质量改善/(%)	72.58	84.33	—
		基本公共卫生服务种类增加/(%)	71.01	83.14	—
		基本公共卫生服务效果/(%)	86.25	90.05	—
		医务人员对健康知识的普及/(%)	44.80	41.76	—
		就医时医生诊疗时间延长/(%)	85.30	87.86	—
		专业人员健康教育知识讲座效果/(%)	84.31	89.69	—
	服务质量满意	各类医务人员服务态度/(%)	89.44	88.25	—
		基层医疗机构人员着装/(%)	82.17	86.41	—
		社区专业人员指导锻炼/(%)	57.11	48.95	—
		周围地区环境/(%)	89.73	86.96	—
		老年人就医便捷性/(%)	74.43	78.08	—
		中小学生体育运动时间/(%)	65.77	74.11	—
		中小学校健康知识课程/(%)	65.10	74.74	—

1. 健康改善　从选取的健康服务指标看,产前筛查率2018年为67.87%,2020年为71.55%,说明全省产前筛查工作得到了有效提升,达到了健康湖北预期的结果(图3-12)。另外适龄儿童免疫规划疫苗接种率2018年即达到了90%,实现了预期目标(超过90%)。

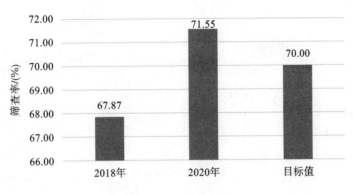

图3-12　产前筛查率

从健康环境指标看,反映健康环境的三项具体评估指标均有所增长。2020年,通过对兴山县、秭归县等共8个县的全部公共供水厂和2个管网点进行水质监测,出厂水水质检测合格率为99.73%,管网水水质检测合格率为99.58%,均达到国家水质标准要求,居民饮用水水质达标率已达到预期目标。城市人均公园绿地面积由2018年的11.94平方米增加到2020年的13.57平方米,增加1.63平方米,虽然距健康湖北预期目标值还有0.79平方米的差距,但从增幅和增速来看,下一阶段完成此目标应该不是难题;城市空气质量优良天数比率2018年为82%,2020年达87.5%,已达到《规划》要求(图3-13)。

从健康人群指标分析,学校眼保健操普及率达标,略早一些的儿童、青少年总体近视率数据监测显示,武汉市学生标准化视力低下率从2014年的50.83%下降至2017年的45.45%。其中小学阶段分别下降0.2%、2.45%、3.31%,达到了年均下降0.5%的指标要求。

从新发尘肺病例数比例看,2016—2020年,湖北省接尘工龄不足5年的新发尘肺报告例数占年度报告总例数的20.06%,较2011—2015年的17.73%上升2.33个百分点,值得重点关注。另外虽然有几项其他指标(如居民体质达标比例、30~70岁人群过早死亡率、70岁及以下人群慢性呼吸系统疾病死亡率、心脑血管疾病死亡率(标化率)等)暂未获得2020年的最新数据,但从2015年的调查数据看,离健康湖北预期的目标值尚有一定差距,同样需要引起关注和更高质量的投入。

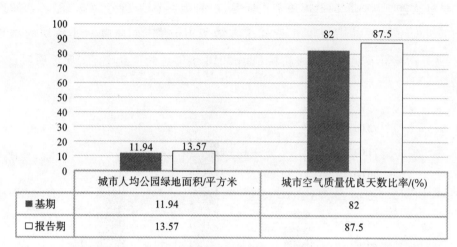

图 3-13 健康环境

反映健康社会和健康文化的指标中,千人口献血率从基期11.2‰下降到10.07‰,这可能与新冠疫情限制人们出行有较大关系。居民健康素养水平虽然提升了3.3个百分点,但离目标值还有一定差距(图3-14)。

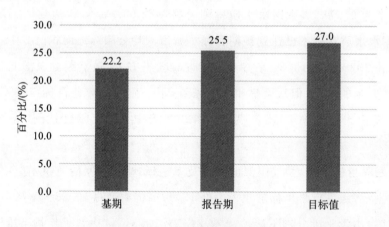

图 3-14 居民健康素养水平

2. 居民满意 居民满意二级指标包括整体环境满意、技术质量满意和服务质量满意3个三级指标,各三级指标又分别包括3个、6个和7个四级指标。

整体环境满意率提升最明显,健康湖北/健康城市宣传氛围的满意度由2019年的62.63%提升到2021年的81.28%;切实感受到卫生健康服务增加的满意度由2019年的71.01%增加到2021年的83.14%;对政府的重视程度的满意度由2019年的62.63%提升到2021年的81.28%(图3-15)。

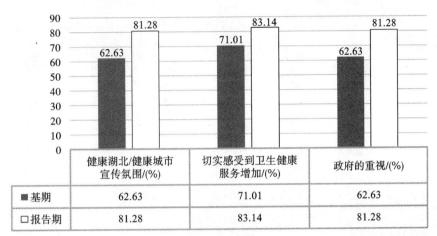

图 3-15 整体环境满意

从技术质量满意指标看,群众对卫生健康服务质量改善和基本公共卫生服务种类增加感到满意,分别由2019年的72.58%和71.01%大幅提升到2021年的84.33%和83.14%。对基本公共卫生服务效果的满意度由2019年的86.25%提升为2021年的90.05%,说明群众对基本公共卫生服务的推广和开展整体上持比较满意的态度。

另外,群众针对医务人员对健康知识的普及的满意度2019年和2021年的调查结果分别为44.80%和41.76%,有所下降,显然群众从总体上对开展的健康教育和健康知识传播不满意。与此形成鲜明对照的是,在具体的专业人员健康教育知识讲座效果满意度调查中发现,具体指标值由2019年的84.31%提升为2021年的89.69%,这说明群众对每一次具体的讲座内容仍然是比较满意的。从这两个指标的强烈对比可以推测,各级卫生专业人员在卫生与健康专业知识方面是能够满足群众的技术服务需求的;但从整体上看,与前述的健康教育指标所反映的结果类似,当前的健康传播和健康教育工作未能从总体上满足群众多样化、个性化和高质量的需求,这也提示从事健康湖北工作的专业人员,必须转变观念,从固有的传统技术观念中跳出来,拓展卫生与健康服务的概念和视野,通过理论和调查研究去真正认识广大人民群众对卫生与健康的客观需求,从健康管理、服务、营销、人文关怀、社区融入等非临床路径的层面去认识卫生与健康工作,提升健康传播和健康教育的工作质量,切实提升人民群众的获得感和幸福感(图3-16)。

从服务质量满意度指标看,群众对各类医务人员服务态度、周围地区环境和基层医疗机构人员着装的满意度较高,2019年和2021年两次调查结果的变化幅度不大。中小学生体育运动时间和中小学校健康知识课程满意度虽然都只有74.11%和74.74%,但

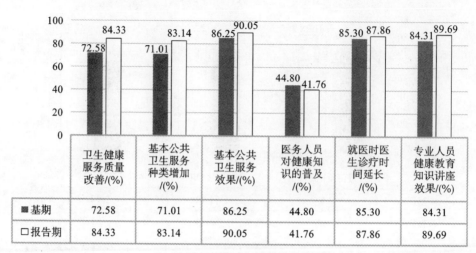

图 3-16 技术质量满意

在此类指标中却是满意度上升幅度最大的,达 8.34 和 9.64 个百分点,这说明近期政府推进中小学生提升体育运动和健康知识方面的工作取得了一定的进展,但群众对中小学生体育运动的开展和健康知识的获取仍然持有较大的期待。另外需要关注的一项指标是老年人就医便捷性的满意度,2019 年和 2021 年的调查结果分别为 74.43% 和 78.08%,虽然有所提升,但仍然有很大的提升空间。同时,需要高度重视的是社区专业人员指导锻炼的满意度最低,2019 年和 2021 年的调查值分别为 57.11% 和 48.95%,虽然考虑新冠疫情对群众的社区外出活动和聚集活动造成了一定的影响,同时必然会影响到社区体育指导员的工作,但同时也提醒健康湖北专业技术人员,对于这项新的工作,无论是从技术还是从服务改善方面,都还有很多值得探索和挖掘之处(图 3-17)。

从指标变化中,不难看到居民明显感受到政府对卫生健康事业日益重视,整体宏观环境有浓厚的"大卫生"健康湖北建设氛围,卫生健康服务质量改善明显,公共卫生服务种类也在持续增加,中小学教学理念也正在发生改变,学生体育运动时间和校内健康知识课程体系正在增多和完善。但也应同时注意到由于受新冠疫情和医疗机构原有服务模式的影响,居民对医疗机构医务人员在诊疗过程中提供的健康知识普及满意度还较低,医务人员服务态度也没有提升。同样受新冠疫情影响,某些特定时段不便开展聚集性体育活动,再加上社区体育指导员运行机制的限制,居民对社区提供的体育指导满意度也不高。这些都应在今后的工作中多加注意。

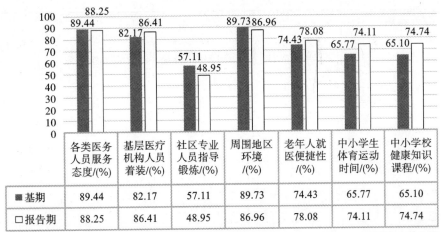

图 3-17 服务质量满意

三、服务响应性与居民满意度统计分析

（一）调查对象基本情况

现场调查分别在 2019 年和 2021 年开展，调查地为位于湖北省东、中、西三个地域的黄冈、武汉、孝感、襄阳、宜昌、恩施州 6 个市（州）。每个市（州）分别抽取 1 个区和县，每个区和县各选一个居民社区为具体调查地点，每个社区各抽取 200 名居民为调查对象。两次调查对象的基本情况如下：2019 年共有调查对象 2667 名，其中，男性占 46.42％、女性占 53.58％；16～29 岁 1272 人（47.69％）、30～55 岁 1156 人（43.34％）、55 岁以上 239 人（8.96％）；高中、中专及以下学历 1303 人（48.86％）、大专学历 441 人（16.53％）、本科及以上学历 923 人（34.61％）。2021 年共有调查对象 2948 名，其中，男性占 38.77％、女性占 61.23％；16～29 岁 1677 人（56.89％）、30～55 岁 1148 人（38.94％）、55 岁以上 123 人（4.17％）；高中、中专及以下学历 1406 人（47.69％）、大专学历 377 人（12.79％）、本科及以上学历 1165 人（39.52％）。

（二）就医选择分析

1. 不同年龄组年均就医次数 不同年龄组年均就医次数所占比例见表 3-4。

表 3-4 不同年龄组年均就医次数所占比例 单位：%

年份	年龄组	就医次数			统计量
		无就诊经历	2次及以下就诊	3次及以上就诊	
2019	<30岁	17.5	59.6	22.9	$\chi^2=78.24, P \ll 0.01$; Kendall' stau-b = 0.12, $P \ll 0.01$
	30～55岁	6.4	71.0	22.6	
	>55岁	2.0	64.8	33.2	
	合计	9.9	66.2	23.9	
2021	<30岁	34.7	44.3	21.0	$\chi^2=20.07, P \ll 0.01$; Kendall' stau-b = 0.02, $P=0.22$
	30～55岁	34.2	43.5	22.3	
	>55岁	35.8	27.6	36.6	
	合计	34.6	43.3	22.2	

2019年不同年龄组年均就医次数差异显著，1年内无就诊经历者主要集中在30岁以下人群中，大部分调查对象的年就诊次数为1～2次，55岁以上人群年就诊次数多于其他年龄组。等级相关系数Kendall' stau-b=0.12，$P \ll 0.01$，说明随年龄增大，年均就诊次数显著增多。进一步分析发现，30岁以下年龄组年均就诊次数为1.84 ± 2.02，30～55岁年龄组年均就诊次数为1.83 ± 1.50，两者无显著差异；55岁以上年龄组年均就诊次数为2.28 ± 1.99，与其他两组差异显著，$F=1.37, t=3.38, P<0.01$。不同年龄组年均就诊次数变化趋势详见图3-18。

2021年不同年龄组年均就诊次数虽然存在差异，但就诊次数随年龄增长的趋势已不明显。30岁以下年龄组年均就诊次数为1.55 ± 1.87，30～55岁年龄组年均就诊次数为1.64 ± 2.03，55岁以上年龄组年均就诊次数为1.61 ± 1.95，但三组无显著差异。报告期、基期不同年龄组无就诊经历年均就诊次数详见图3-19。与2019年相比，无就诊经历比例由9.9%上升到34.6%；卡方检验结果：$\chi^2=365.38, P \ll 0.01$，说明无就诊经历人数增加显著，而且55岁以上人群无就诊经历的比例最大。这应该是由于新冠疫情防控需要，到医疗机构就诊需提供核酸检测报告，就诊手续略显复杂；同时与居民出于个人防护需要刻意减少去人群密集的地方有关。

2.不同等级医疗机构选择 不同等级医疗机构选择见表3-5。

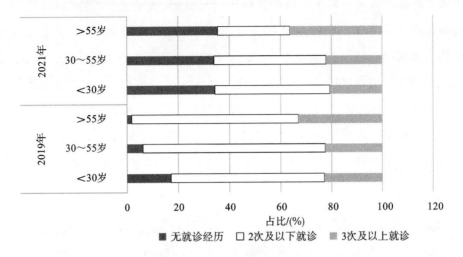

图 3-18 基期和报告期不同年龄组就诊情况

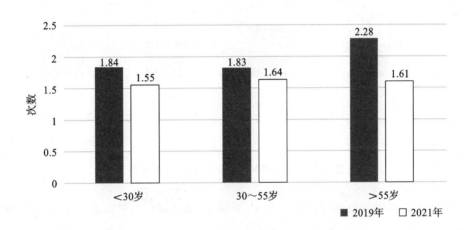

图 3-19 基期和报告期不同年龄组年均就诊次数

表 3-5 不同地区人群医疗机构等级选择所占比例　　　　　　　　单位：%

年份	地区	医疗机构等级			统计量
		一级	二级	三级	
2019	城市	25.2	38.1	36.6	$\chi^2=50.02, P\ll0.01$; Kendall'stau-b$=0.15, P\ll0.01$
	农村	40.2	35.0	24.7	
	合计	30.1	37.2	32.8	
2021	城市	27.7	30.6	41.7	$\chi^2=72.33, P\ll0.01$; Kendall'stau-b$=-0.12, P\ll0.01$
	农村	32.5	40.6	26.9	
	合计	30.0	35.3	34.7	

整体上选择二级医疗机构就诊的居民比例最高,其次是三级医疗机构,选择一级医疗机构就诊者约占三成。基期、报告期等级相关检验结果均显示,居民居住区域与就医医疗机构等级选择间存在正相关关系,城市居民选择高等级医疗机构就诊的趋势更明显,尤其是2021年城市居民中有41.7%选择到三级医疗机构就诊,比例显著高于农村居民。而且城乡居民在医疗机构的选择上都有趋高的趋势,城市居民主要的变化是减少了二级医疗机构就诊的次数,转而更多选择三级医疗机构;农村居民则大幅从一级医疗机构转向二级医疗机构。城乡居民不同等级医疗机构选择详见图3-20。

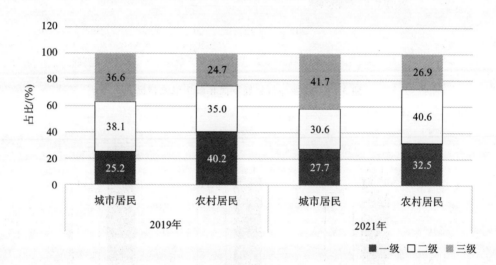

图 3-20 城乡居民不同等级医疗机构选择

年龄与医疗机构等级选择间存在负相关关系(表3-6)。30岁以下人群多选择高等级医疗机构就诊,其中选择三级医疗机构比例最高;55岁以上人群则多选择一级医疗机构就诊;30~55岁人群则多选择二级医疗机构就诊。同时时间纵向对比还可发现,55岁以上人群有从低等级医疗机构转向选择三级医疗机构就诊的趋势。不同年龄组不同等级医疗机构选择详见图3-21。

表 3-6 不同年龄组医疗机构等级选择 单位:%

年份	年龄组	医疗机构等级			统计量
		一级	二级	三级	
2019	<30岁	28.3	35.7	36.0	$\chi^2 = 31.57, P \ll 0.01$; Kendall'stau-b$= -0.08, P \ll 0.01$
	30~55岁	28.2	38.4	33.3	
	>55岁	45.2	35.7	19.1	
	合计	30.1	37.2	32.8	

续表

年份	年龄组	医疗机构等级			统计量
		一级	二级	三级	
2021	<30岁	27.3	34.6	38.0	$\chi^2=23.46, P\ll 0.01$; Kendall'stau-b$=-0.08, P\ll 0.01$
	30~55岁	33.1	36.2	30.7	
	>55岁	37.4	35.8	26.8	
	合计	30.0	35.3	34.7	

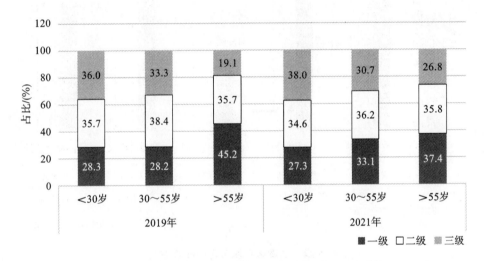

图 3-21 不同年龄组不同等级医疗机构选择

3. 就诊过程中各项选择权满意度 就诊过程中各项选择权满意度见表3-7。

表 3-7 各项选择权满意度

年份	评价	转诊服务	隐私保护	患者提问时间	知情同意权	药品使用选择
2019	不满意	10.6%	7.7%	18.6%	9.0%	13.5%
	满意	89.4%	92.3%	81.4%	91.0%	86.5%
2021	不满意	12.4%	7.0%	13.3%	8.0%	12.7%
	满意	87.6%	93.0%	86.7%	92.0%	87.3%
统计量		$\chi^2=3.85$ $P=0.05$	$\chi^2=0.001$ $P=0.98$	$\chi^2=6.89$ $P=0.01$	$\chi^2=0.01$ $P=0.92$	$\chi^2=0.03$ $P=0.86$

就诊过程中体现患者选择权的各四级指标满意度都较高,其中患者在就诊过程中提问的权力得到了很大的尊重,满意度从基期81.4%提高到报告期86.7%,$\chi^2=6.89$,$P=0.01$。不过转诊服务的满意度从89.4%下降到87.6%,这可能与新冠疫情防控需要,各地限制了不必要的人口流动有关。患者对医疗服务选择权满意度详见图3-22。

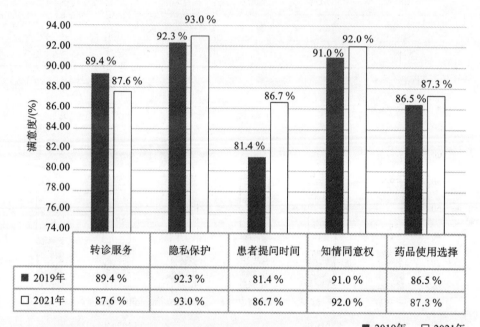

图 3-22 患者医疗服务选择权满意度

4. 就诊过程中服务提供者行为分析 医疗服务提供者服务意识和态度、就诊环境和医疗机构设备设施在基期和报告期无统计学意义上的差异;居民对服务提供者的技术水平满意度上升显著。值得注意的是,服务过程中医务人员开展的健康教育满意度较低,医疗机构各类医务人员须注意服务提供中给患者普及必要的相关卫生健康知识(表3-8)。

表 3-8 医疗服务满意度分析

年份	评价	服务意识和态度	技术水平	服务过程中健康教育	就诊环境	医疗机构设备设施
2019	不满意	10.6%	15.5%	55.6%	10.9%	10.4%
	满意	89.4%	84.5%	44.4%	89.1%	89.6%

续表

年份	评价	服务意识和态度	技术水平	服务过程中健康教育	就诊环境	医疗机构设备设施
2021	不满意	11.7%	13.2%	58.2%	10.6%	11.0%
	满意	88.7%	86.8%	41.8%	89.4%	89.0%
统计量		$\chi^2=1.34$ $P=0.25$	$\chi^2=4.93$ $P=0.03$	$\chi^2=3.26$ $P=0.07$	$\chi^2=0.09$ $P=0.76$	$\chi^2=0.48$ $P=0.49$

卡方检验结果显示,不同学历者对医疗机构医务人员服务过程中开展的健康教育满意度差异显著。大专以下学历者有48.08%对医务人员的健康教育表示满意,而大专及以上学历者仅有35.99%表示满意;$\chi^2=44.18$,$P\ll0.01$。这也说明高学历者对健康知识的渴望程度更深。患者就诊过程中对服务提供者的行为评价结果详见图3-23。

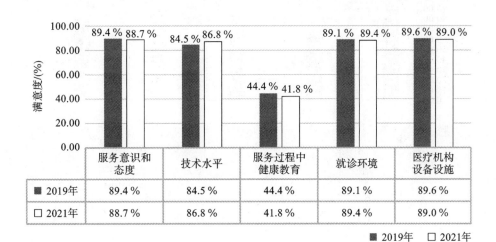

图3-23 就诊过程中服务提供者行为评价

5. 公共卫生服务满意度分析 基期与报告期,居民对公共卫生服务满意度都很高。更可喜的是,人群中接受各类公共卫生服务的人数在大幅上升,2019年仅有近七成的调查对象接受过公共卫生服务,而2021年有85.9%的调查对象接受过公共卫生服务,两者差异显著;而且有42.8%的调查对象接受过两种及以上公共卫生服务。专业宣教的效果、人们对疾病预防与控制的知识认识和心理知识普及率也获得显著提升,结果详见表3-9和图3-24。

表 3-9　公共卫生服务满意度分析　　　　　　　　　　　　单位:%

年份	评价	公共卫生服务效果	接受公共卫生服务	专业宣教效果	疾病防控知识认识	心理知识普及
2019	不满意	11.0	30.1	15.7	21.6	17.4
	满意	89.0	69.9	84.3	78.4	82.6
2021	不满意	9.9	14.1	10.3	7.39	14.5
	满意	90.1	85.9	89.7	92.1	85.5
统计量		$\chi^2=1.33$ $P=0.29$	$\chi^2=180.69$ $P\ll0.01$	$\chi^2=30.22$ $P\ll0.01$	$\chi^2=185.29$ $P\ll0.01$	$\chi^2=7.22$ $P=0.01$

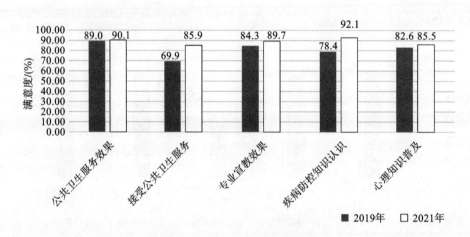

图 3-24　公共卫生服务满意度

6.居民健身行为分析

(1)运动技能掌握情况统计分析:现场调查中共调查了 10 种常见运动技能的掌握情况,它们是武术、踢毽子、广场舞或地方民俗舞、空竹、打陀螺、柔力球、足球、篮球、乒乓球、羽毛球;其中前六个属于传统运动项目,后四个属于带有一定竞技和对抗性质的现代运动项目。调查显示,超九成的调查对象至少掌握一种运动技能,未掌握任何运动技能的个体主要集中在 55 岁以上人群中,且不同年龄组间掌握运动技能有显著差异,统计结果详见表 3-10。同时卡方检验结果还显示:基期与报告期各年龄组运动技能掌握情况无统计学差异。

表 3-10　不同年龄组运动技能掌握情况　　　　　　　　　　　　　　　　单位:%

年份	年龄组	运动技能		统计量
		未掌握	掌握	
2019	<30 岁	0.8	99.2	$\chi^2=22.37$
	30~55 岁	2.7	97.3	$P\ll0.01$
	>55 岁	6.5	93.5	
2021	<30 岁	4.0	96.0	$\chi^2=16.59$
	30~55 岁	1.8	98.2	$P\ll0.01$
	>55 岁	3.3	96.7	

此外还可发现,仅掌握传统运动技能的个体主要集中在 55 岁以上群体中;2019 年和 2021 年 30 岁以下群体掌握传统运动技能的人数比例分别是 54.4% 和 52.7%。与此相反,仅掌握现代运动技能的个体则主要集中在 30 岁以下个体中;两个调查期分别有 81.1% 和 87.5% 的 30 岁以下调查对象掌握现代运动技能。同时掌握两类运动技能者也主要集中在 30 岁以下个体中,等级相关分析结果显示,年龄与所掌握运动技能类别间存在负相关关系,年龄越大,掌握的运动技能类别越少,统计结果详见表 3-11 和图 3-25。

表 3-11　不同年龄组多种运动技能掌握情况　　　　　　　　　　　　　　单位:%

年份	年龄组	运动技能				统计量
		未掌握	仅传统运动技能	仅现代运动技能	多种运动技能	
2019	<30 岁	0.8	18.1	44.8	36.3	$\chi^2=224.21, P\ll0.01$;
	30~55 岁	2.7	35.3	41.2	20.9	Kendall'stau-b=-0.30,
	>55 岁	6.5	65.8	21.1	6.5	$P\ll0.01$
2021	<30 岁	4.0	8.6	43.4	44.1	$\chi^2=228.14, P\ll0.01$;
	30~55 岁	1.8	24.1	35.5	38.6	Kendall'stau-b=-0.14,
	>55 岁	7.3	47.2	23.6	22.0	$P\ll0.01$

(2)运动效果统计分析:调查对象中约有三成的居民每天不锻炼,2019 年不锻炼人数比例为 29.86%,2021 年该比例下降到 28.15%,不锻炼人群主要为 30 岁以下青年;值得注意的是,30 岁以下和 55 岁以上年龄组不锻炼人数比例都在下降;且经卡方检验,

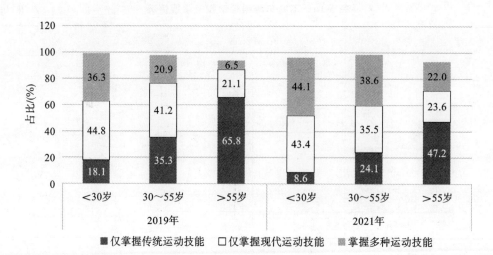

图 3-25 不同年龄组运动掌握情况

30岁以下人群不锻炼人数比例降低有统计学意义,$\chi^2=10.24$,$P\ll0.01$。近半数调查者每天锻炼时间在30分钟以内,2019年该类人群比例为40.16%,2021年上升到44.00%;其中增长较多的是30岁以下年龄组,人数比例由37.7%上升到46.2%。等级相关分析还发现每天锻炼时间与年龄之间存在正相关关系,即年龄越大的人群每天锻炼时间越长,各年龄组两个调查期每天锻炼时间及相关统计分析结果详见表3-12和图3-26。

表 3-12 不同年龄组每天锻炼时间   单位:%

年份	年龄组	每天锻炼时间				统计量
		不锻炼	<30分钟	30~60分钟	>1小时	
2019	<30岁	39.1	37.7	15.3	7.9	$\chi^2=60.28$,$P\ll0.01$; Kendall'stau-b=0.14, $P\ll0.01$
	30~55岁	23.9	43.8	19.0	13.3	
	>55岁	28.6	30.7	24.1	16.6	
2021	<30岁	32.1	46.2	13.6	8.2	$\chi^2=97.61$,$P\ll0.01$; Kendall'stau-b=0.15, $P\ll0.01$
	30~55岁	23.2	42.4	22.0	12.4	
	>55岁	21.1	29.3	25.2	24.4	

对经常参加体育锻炼的人群进一步调查发现,日常锻炼中未达到中等运动强度的人数比例较高,两个调查期该人数比例分别为57.00%和46.23%,可以看到运动达到中等

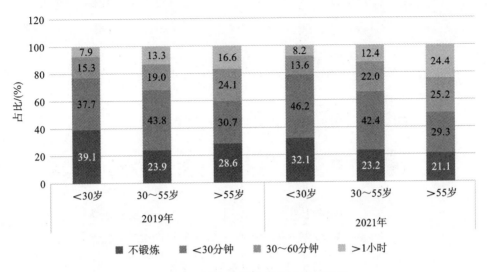

图 3-26 不同年龄组人群每天锻炼情况

运动强度的人数比例正在升高,卡方检验结果为 $\chi^2=55.46$、$P \ll 0.01$,说明这种变化是显著的。结合等级相关分析可以进一步发现,年龄与运动强度间存在正相关关系,高年龄组人群运动达到中等强度者比例更高,等级相关系数 Kendall'stau-b 分别为 0.05、0.06,P 值均小于 0.05。由此不难看出,居民的健身习惯正在逐渐养成,运动效果也越来越好。不过结合访谈发现,基层社区和乡镇的体育指导工作还有一定的改善空间,体育指导员直接开展的指导活动与居民的需要还有一定差距。不同年龄组运动强度结果详见表 3-13 和图 3-27。

表 3-13 不同年龄组运动强度

单位:%

年份	年龄组	运动强度		统计量
		未到达中等	中等及以上	
2019	<30 岁	60.9	39.1	$\chi^2=7.37, P=0.03$; Kendall'stau-b$=0.05, P=0.04$
	30~55 岁	54.2	45.8	
	>55 岁	57.8	42.2	
2021	<30 岁	48.4	51.6	$\chi^2=12.97, P \ll 0.01$; Kendall'stau-b$=0.06, P \ll 0.01$
	30~55 岁	44.4	55.6	
	>55 岁	33.3	66.7	

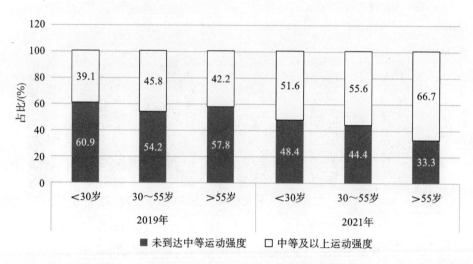

图 3-27 不同年龄组运动强度

四、关键人物访谈分析

本研究在两个调查期还先后走访了 80 名各级省、市、区(县)爱卫办成员单位专门负责健康湖北建设的领导和工作人员,形成了近 20 万字的访谈记录,以了解全省各地健康湖北建设的具体情况。这一部分研究主要采用主题框架法对访谈资料进行整理分析。

(一)编码形成主题框架

研究小组组织 4 名公共管理的大学本科生先进行培训,使其了解课题研究的主要方向;而后,4 名成员在熟悉访谈资料的基础上对 5 份相同的个人深入访谈的转录稿(转录稿为健康湖北建设办公室工作人员、县疾控中心主任、基层社区书记、乡镇卫生院院长和体育发展局群体科的工作人员访谈记录)以及 2 份相同的小组访谈的转录稿(部门访谈和居民访谈各一份)分别进行独立编码,对有用信息进行开放式编码,即赋予该句话或段落一个关键词标签或符号,标记在转录稿左边空白处。将编码时的想法、脑中闪现的问题记录在转录稿右边的空白处。

4 名研究组成员完成初步编码后,对每一部分的编码展开小组讨论,具体讨论我们所编码的信息是否可以反映我们所研究的问题,赋予的编码标签是否可以准确表达信息的内容。不同编码者对同一语句的编码标签表述可能不同,可能含义相近或完全不同,经过小组讨论意见达成一致后进行统一修改。通过研究组成员多次讨论不断修正编码、调整类别,形成一个初步主题编码框架。随后成员对另 4 份转录稿按照该框架进行编码,将新出现的信息赋予新的编码,再经过小组讨论对主题编码框架进行调整。通过研究团队多次讨论不断修正编码,调整类别,最终形成一个主题框架,分析框架详见图3-28。最后,按照最终主题编码框架对导入的转录稿进行编码,保存编码好的转录稿分享给研究组成员,保证各位成员可以登录资料库进行查看和下一步的分析。当所有资料都编码完成后,我们将每个主题归纳总结,列入 Excel 表中,形成主题表。

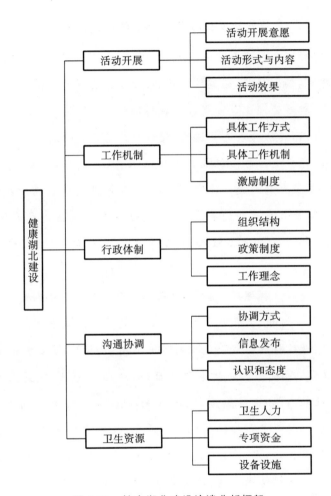

图 3-28　健康湖北建设访谈分析框架

(二)各主题访谈结果

1. 活动开展　自从 2016 年习近平总书记提出要将健康融入所有政策,2017 年正式提出健康中国战略以来,整个社会都认识到健康的重要性,新冠疫情进一步加强了人们的这种认识。民众、企事业单位和各级政府组织都意识到个人健康、社会公共卫生水平是发展的基础,在健康湖北建设上都表现出较强的意愿。尤其对各种疫情防控工作,表现出极强的责任感和参与意识。在调查阶段,研究小组实地走访了湖北恩施、宜昌、襄阳、武汉、孝感、黄冈六个调查地社区、街道、基层医疗卫生机构、学校、卫健委等组织,以下列举部分典型访谈记录。

武汉市某区政务中心主任访谈记录

  访谈者:您好!今天来贵中心主要是想了解一下贵中心在健康湖北建设中的一些具体情况,创新措施,遇到的问题、展望等。请问您贵姓?

  访谈对象:我姓黄。能否按照自己的思路介绍一下情况,用方言表述?

  访谈者:可以,您认为表达合适、方便就行。您说,我记。

  访谈对象:党中央习总书记提出的健康人民、健康中国,大家都有所了解。人民的健康就是最大的健康。目前,我觉得健康湖北建设最需应对的矛盾是政府投入与人民健康需求之间的矛盾,投入总赶不上人民快速发展的健康需求。比如,政府对老年大学加大了投入,在老年大学学习费用很低,中老年人就愿意去。

  访谈者:我能否这样理解,政府加大投入,营造一个更便利的让人享受健康生活方式的条件和环境,人们也会更乐意采用健康的方式来生活。

  访谈对象:是这样的。我们现在的常见举措,如请医生来办个讲座、利用周末搞个专家义诊,利用特定的健康纪念日,如全国高血压日、爱耳日等搞个活动,宣传效果比较有限,断断续续,既不系统,也难以引起居民的兴趣。组织的活动缺乏系统性,更无长期持续的机制。因此,效果不是很好。

  访谈者:是这样的,其实现在这方面的知识,居民通过其他渠道也可以获得。因为资讯、网络科技很发达,但效果也不见得好。

  访谈对象:慢病管理、家庭健康档案,我觉得现实中有些虚。很多没有真正落实。

  访谈者:是的。您反映的问题确实存在,电视、报纸都有过报道。

  访谈对象:我们区开展的大众化健康活动还是比较多、比较丰富的。如健康跑、健步走,还是有不少的。区政府很支持这类活动,在场地提供、组织上还是下了许多功夫的。

  但政府在基础医疗、公共卫生服务方面的工作还需加强。现在人们的生活水平提高了，健康、医疗市场竞争激烈，很多民营机构也提供各类保健服务。部分居民更愿意去服务更好的机构去接受保健服务；过于基本的保健服务居民不一定需要，特别是年轻人不太主动去获得过于基本的服务。比如，基本的孕检等就是这样，孕妇不愿意去，但上级逼着我们要完成目标，工作开展有较大难度。基本保健服务应该体现一定的层次性。

访谈者：我们这些基本服务都是免费的，居民也不来？

访谈对象：是的。免费的服务不如商业化的服务温馨、（服务）种类多、质量好，居民是这样认为；而且，基层医疗卫生服务机构在现有制度下，也缺乏提供服务的热情和意愿。居民在消费基本医疗服务时，有强烈的享受的期望，如果不能达到这种效果，他们自然就不愿意来。

访谈者：即便是免费的服务，但如果达不到享受的体验和预期的效果，居民也不愿意来？

访谈对象：是的。居民获得不收费的服务时，还是要付出时间成本的。时间对他们来说，特别是对经济条件好的人群而言，是非常宝贵的。

现在的各项工作的确比原来有了很大的改进。但在创新方面，我们基层也有待加强，比如，要具有互联网的理念。要充分利用互联网提供更多、更好的服务。

访谈者：您觉得和以往相比，健康方面最大的改善是什么？

访谈对象：居民的健康意识改变很大。比如，爱耳、口腔卫生等诸多基本健康方面，居民都有了很大的提高。所以现在相关的私营医疗机构得到蓬勃的发展。同时，这也对政府的相关工作提出新的要求。应该考虑把这些传统上没有列入基本医疗卫生项目的服务纳入医保的报销范畴。否则，人们可能出于经济方面的考虑，耽误甚至完全忽视获得该类服务。这从大健康的角度看是很重要的。

访谈者：除此外，您觉得政府还需在哪个方面予以高度重视？

访谈对象：那就是健康湖北的组织结构，目前好像并没有一个专职的责任机构来负责此事。各方面工作都是由分散、各自为政的各部门各自单独负责，部门之间的协调性不强，投入产出效率有待提高。健康工作虽然名义上主要的责任在卫健委，但这绝非这一个部门就能承担的职责。

访谈者：您说得非常好，组织机构完善是保证健康湖北建设的重要保障和前提。最后一个问题，现在都提倡社区要有体育指导员。不知道我们区这方面工作开展得如何?

访谈对象:还好,社区都有体育指导员,有好多这样的组织。比如,有各种民间的组织,跳舞、健步走都有。但还需吸纳更多的专业人士来才好。同时,如果仅凭居民的热情、奉献精神开展相关工作,这显然难以持久,要建立一个长效机制才行。同时,我觉得在组织居民开展这类健身活动时,适当的收费也是实现多赢的有效形式。一方面,居民付费了,即便钱很少,如跳广场舞一个月只要10元,但交了钱可能对居民持之以恒的坚持起到很好的监督作用。另一方面,付费也是对组织者和体育指导员的一种尊重,以及劳动付出的一种合理补偿。此外,这对区域性健康氛围和健康促进显然也起到了很好的作用。基层也非常需要专业体育指导员的指导。

基层社区、各级各类医疗机构、居民小区、中小学校、各级民政部门、公安机关和卫生行政机构等都各尽其职维护公共卫生安全。目前基层健康工作常见的形式有卫生健康宣传栏、垃圾分类、灭蚊蝇除四害、农村厕所改造、请医疗卫生系统专家下沉基层办健康讲座、开展义诊、举办各种群体运动赛事和体育活动等。许多带有公益性质的活动受到居民一致认同,参与热情也很高,但也存在一些有待完善和深思之处。首先,需要不同部门协同开展的活动开展起来有一定难度,同一系统内、各个单位单独组织的活动更易开展;其次,公益活动主要凭借个人意愿,活动能否长期有效开展还有待观察;有些活动在工作日开展,参加的人数不多,活动效果不佳;最后,活动多各自为战,每个活动间没有什么关联,不能形成一个系列,这也严重削弱了活动应有的效果。各级各类部门、机构在健康湖北建设中也认识到,新的"大卫生"观念要求以一种全新的模式开展卫生健康工作,而新的模式尚在摸索之中;居民健康素养的提高、老年人医疗、弱势群体健康维护、传染病和慢病的防控这些棘手问题还没有找到有效的应对方式。

2. 工作机制 工作机制是工作程序、规则的有机联系和有效运转。工作机制是一个相辅相成的整体,贯穿于工作的各个环节。各类行政部门对工作机制的关注度较高,访谈结果也主要整理自这部分内容。

某市卫健委健康办访谈记录

访谈者:您好!今天来贵单位主要是了解一下您所在社区在健康湖北建设

中的一些具体情况。请问您贵姓？

访谈对象：我姓张。我们健康办是2019年9月份才成立的，我原来的工作是爱卫办。现在刚成立的健康办机构人员很少，我认为健康办目前能够开展的工作主要是起到一些联络作用。健康办都是由各地的分管市长或其他地方行政领导牵头，各部门主要领导任成员组织成立的。健康办虽多设在各地卫健委，但卫健委没有能力协调各部门的工作，更无能力负责健康湖北的建设。再就是省里下发的健康湖北考核指标考核方式不合理。很多指标只要不达标，不管差多少，就是零分。而且某些指标要有所改善是需要一个过程的，但考核不管这些。最后就是，健康是个大概念，涉及的方面很多。我们基层无论是人力、财力还是能力，都无法做到多方面齐头并进。上级领导最好明确一下各阶段的具体目标，制定详细的指令性计划，这样效果应该要好些。

访谈者：以某些特定时期的主要关键问题为抓手，制定短期战略规划指导地方健康工作的开展应该是个较好的建议。考核指标应该是很多的，卫健委不会涉及所有的考核指标吧？

访谈对象：是的。考核是分层级、多轨的。比如，医保资金结余比等不是考核我们单位的。但县级全面实现医共体是考核我们卫健委的。这方面我们就存在诸多的困惑，如成立的医共体如何管理、资金如何安排、卫生行政部门如何监管都有很多问题。比较突出的就是不能在特定的地区搞一个一枝独大的医共体。真的这样，以后工作就不好开展了。这里面有很多问题。还有就是医共体全额预算制如何执行，我们也感到有很多的难点。比如，人民医院和几个一级医疗机构联合成立医共体，覆盖某个地区的人群。按人头核算总额费用，这里面就还有很多有待解决的问题。目前主要提倡借鉴其他地方的经验。现在医共体在全国很多地方都在推行，但在很多地方也不同程度地存在一定困境。但在湖北这是必须的要求，我们推行有一定难度。

访谈者：医共体的实行是国家卫健委的统一要求。所以各地都要探索自己可行的形式。

访谈对象：健康湖北行动纲要太大了。我们地方要实行的话，我们更关心资金问题、人员问题。哪些人来做这个。健康办设在卫健委，那现在就由医疗部门来主导推行。我们有举措、有想法，那就只有让基层医疗机构来实施，其他部门我们也无法驱动。说实话，我觉得现在我们的乡镇卫生院有点泛行政化了。只要上面要推行什么，都往基层推，让他们落实。他们的职责任务是在逐年加码。但现实是，基层的服务能力不足，他们本身能很好地完成自身现在的任务就很好了。又让他们承担更多健康湖北建设的任务，他们完成不了，也没有能力完成。比如，现在有精准扶贫、公共卫生服务范围不断扩大。任务越来越重。农村地区到了村医这一块问题更严重。人员老年化严重，后继人才缺位，现在搞这些，能力实在缺乏。以他们现有的健康知识和素养而言，让他们进行卫生宣教、促进，已经是很难让人信服了。现在一方面，村医的工作任务很重，精准扶贫、健康扶贫他们要担责任。另一方面，他们自身能力非常有限。

访谈者：从您刚才谈论的问题看，您对健康办的组织结构设置、责权利的配置、功能定位都提出很多的困惑。只有卫健委在健康湖北建设上，在组织、在职能上有所改变，而其他部门没有相应的改变，那健康湖北的建设是难以推行的。您能否在困难上再多介绍一下。比如，公共卫生医生的配备情况等。

访谈对象：公共卫生这一块，我们主要是对基层卫生院、社区卫生服务中心和村医安排了相关的工作。医院方面有没有公共卫生科，可能都难说，即便有的话，医院公共卫生科的职能和我们基层公共卫生都不相关，是脱节的。基层医疗机构的公共卫生人员配置通常就2～10人。他们服务于大众的能力是十分有限的，这在我们这里很突出，我们这里是山区，提供公共卫生服务的成本非常大。公共卫生活动多是运动式的。实际的工作任务还是主要由村医去完成。村医在履行职能的时候，同样面临山区困境：村子大了，服务半径大，居民房子相距远，单次服务时间长，公共卫生服务提供做完了，基本医疗服务提供现在是比较少的。

另外，现在的公共卫生服务内容比较多，如每天公共卫生宣传10分钟。哪个来搞？宣传材料如何制定？宣传形式如何设计？宣传物品制作费用从哪里来？目前都是问题。还有几个"1"的问题，宣传资料、毛巾牙刷、营养餐等宣传都一样。

访谈者：由于是山区，服务提供成本普遍高于平原地区。那对基层服务的成本补偿国家和地方有没有特殊的政策？

访谈对象：过去政府在补偿政策上没有考虑到这一块。现在有所考虑，但差别不大。

访谈者：山区条件特殊、资金有限、专业人员缺乏、服务成本高，如何建设健康湖北更需要创新。请问您有没有什么建议？

访谈对象：不顾现有基层人员素质现状，给他下达任务，可能事与愿违。

近几年,我们这里在村卫生室建设上总共投入了几千万元,硬件条件得到很大改善。就说让基层填报各种数据吧,培训了很多次,有些人就是不会填,怎么学也学不会。没办法,只能指定一些人来代为上传报表和各种数据。要求太多了,最后只有造假了。他们的学习能力已经达到一定瓶颈,职责多了,确实无法完成。另外基层要填报的材料也有点多,有卫健、公共卫生、妇幼等几套材料,而且不同的公司来了,填报的方式都不同程度地要变一下。这也造成了某些基层、某些人员无法适应。

另外还有一个问题就是,某些村人口外出务工后,村医服务对象过少,只有100多人,提供低收费或公共卫生服务收不抵支,村医自身生存也存在一定问题。我们先后培训过100多个村医,一看到服务现状后,一上岗就下岗,不搞了。他们自己出去再进一步进修学习,都到私人医疗机构打工了。有些村条件好一些,有几百口人,村民居住又比较集中的话,村医还能留下来。基于这些现状,我个人的看法是某些健康规划的目标在2030年实现可能有一定的难度。过高的目标要求会导致造假行为。比如,基层医务人员和上级结成服务团队,建立家庭卫生档案、基层医生签约等都不同程度地存在这些问题。

访谈者: 您刚才说得很好,我能否归纳为这样几点:首先是整体目标制定有点超前,再就是组织结构目前无法实现这一长远宏观目标,同时人员数量和质量跟不上,最后就是资金问题。如果要推进健康湖北建设的话,您认为应该以何为切入点呢?

访谈对象: 首先在组织机构的设置上要完善一下。健康办都是由各个现有科室拼凑而成,责权利要重新设置,不能笼统就说职责是负责健康工作。我们目前实际上,无法协调其他部门的工作。二是考核指标要符合实际,不能简单粗暴,不能简单地二分化,不合格就是零分,指标设定不能不顾历史和地区差别,如把我们和发达地区放在一起考核。三是财政保障,如对于我们2020年新增的健康办,财政(部门)直接否决。当时在成立部门时,财政部门没有参与,他们不认可,不批相关费用。上级文件只是说,争取地方政府配套。但我们财政很紧张,无法配套。比如搞创卫,我们申报了一个乡镇,是我们局长靠私人关系逼着他申报的。创卫要城管、环保等多方面配合,要有一系列开支。健康湖北一下子上得太全了,太猛了。比如好多指标要求我们做到月报。我觉得有些指标考核的方式制定是欠缺考虑的。

访谈者: 现实中还存在哪些问题呢?

访谈对象：在农村，就诊时机的把握上，老年人还比较好。但部分家庭作为主要劳动力的中青年人，他们可能对自身身体状况还不够重视，把重心都放在挣钱上，耽误了就诊时间。健康素养不高。我们山区，婴幼儿的死亡率比其他地区高。

单一行政体系内的工作主要还是沿用各自现有的工作布置方法，即按照行政等级逐级由上往下布置各项工作。不同行政体系间则主要依靠多方共同参加的联席会议，以及根据会议和更高行政管理层的精神下发的各种行政文件来协调各部门开展工作。因此，不难看出工作方式上，同一系统内主要靠行政职权落实工作，不同行政体系部门间主要靠会议和文件部署工作。职权、会议和文件等行政驱动力力度常不够稳定。因此，目前的工作方式能否高效运行，关键取决于活动参与各方能否主动配合，只要各方都能认识到任务的急迫性、重要性，工作开展就比较顺畅，能达到预期。新冠疫情期间和省内出现零星新增病例时，疾控、公安、通信、基层街道等相关部门配合就比较顺畅。但一旦应急状态取消后，会议、文件等方式就难以有机地将各方融合在一起。不同的部门由于有不同的社会分工和职责，卫生健康工作不是他们最主要的职能，主观意识上他们也多认为只是在健康湖北建设中当"配角"，所以会议、文件效力有限。此外，如果平时工作会议频繁，会议或文件本身目标任务不够具体，甚至还会降低相关部门对工作意义的认识。综上所述，可看出在具体工作机制上，短期和长期、日常和应急应该有所不同。短期、应急情景下，诸如联防联控领导小组的委员会制，以联席会议沟通信息和布置任务，以文件下达指令的工作机制是可行的。但长期、日常化的工作机制仍以这种方式为主，不仅运行交易成本高，而且运行效率低下，最终的效果也不好。构建常态化的工作机制已迫在眉睫。

不同的层级面对的问题不同，一般高层多为确定发展方向和战略，制定方针路线，中层则是在既定的方针路线指引下确定实现目标的策略，而基层则是负责具体实施。不同层级所强调的能力也各不相同，高层着重概念技能，中层注重目标分解落实的计划制定和监控能力，基层则看重实际操作执行技能。实践中，基层的许多工作以任务指标的形式下达，而基层往往不知道如何落实，这也是困扰基层工作的常见现象。

此外，当前工作机制中也缺乏应有的激励制度，社会健康问题确实人人有责，需要全社会所有的部门共同参与建设。仅强调认识、认清职责作为激励部门和个人作为健康湖北的主要驱动力,力量未免单薄。实际上,以目标和责任作为激励手段,对行政部门和卫生健康事业单位实施激励效果并不好。以此对社会上以盈利为目的的公司和个人激励效果更有限。目前社区基层志愿体育指导员无法满足社区居民健身需求足以印证这一点。

3. 行政体制 政府层面在组织结构上,并没有针对性做出过多的调整,主要在省市各级政府成立相应的健康湖北全民行动领导小组,小组领导一般由分管卫生健康工作的政府领导和各地卫健委主任、体育局局长和发改委主任担任,成员则涵盖所有政府部门。领导小组为各级健康湖北建设最高决策机构,真正的具体工作则由设在各级卫健委的健康湖北建设办公室(以下简称健康办)负责落实。健康办和爱卫会办公室属于"一套班子、两个牌子",办公室人员多为1～2人。职权配置上,健康办拥有的主要是参谋建议权,并不能直接对其他系统部门,以及本系统内的从事其他工作的行政部门下达指令,因此许多工作执行效果不佳。各级各类行政部门的管理制度也没有根据健康湖北战略的实施做出较多的调整。除2019年开始将8项健康指标纳入市(州)项目外,其他调整不多,尤其是预算管理制度没有做出相应变革,行政管理制度实质是在维持旧的工作程序和工作方式,即便行政部门力图有所突破创新都会受制于制度的羁绊而无法实现。此外,政策执行僵化,一些政策缺乏动态调整,标准、规则出台十几年完全不变,这些也是导致具体工作无法付诸实践的重要原因。

某市卫健委宣传综合处访谈记录

访谈者: 您好!我们正在开展健康湖北方面的调查。叨扰一下,想了解贵中心、处室在健康湖北建设方面的一些情况。为节省您宝贵时间,您不妨先大致把处室的主要工作职能介绍一下,这是一份访谈提纲,与您工作有关,您可以看一下,以做参考。

访谈对象: 我们是宣传综合处,主要的工作职责是规划、信息化、统计、宣传。

访谈者: 您的处室工作职能还是很多的,职能跨度也很大。那正好问一下您在日常工作中本处室与其他处室、科室,以及卫健系统和系统外在协同处理各种事务时有没有一些碎片化比较突出的现象及改进建议。

访谈对象: 我们处室是2019年机构改革后才成立的,是由原先几个机构合并而成的。主要是由三个部门合并而成的,科长是老年委的,我是计生委的。我在计生委工作了大半辈子。其实我对卫健委的工作不是非常熟悉,接手的时间不太长。现在的工作内容和我原先的工作有一定的区别。就说宣传工作吧,省里前年,也就是2019年才把健康教育纳入我们卫健委来管。健康教育是专业性非常强的工作,过去都是省疾控中心健教所来完成的。据我了解,省疾控中心健教所专业性是非常强的,他们那里的人60%都是硕士。我们省一级健康教育的人力、专业是很强的。我们市一级就弱很多,经费和人员编制问题长期存在,很多人员的编制、长期的经费不能得到保障,很制约疾控的发展,高质量人群很容易流失,在疫情中已经表现出来了。985高校毕业的人员都留不住。有学历有能力的人都要往省里跑,省里有岗位、有待遇,我们这里都解决不了,留不住人才。基层体制保障上还是得不到保障。你刚才的问题是疾控体系的碎片化,我就我自己的工作谈一下。我们主要的工作是完成省疾控中心健教所和省卫健委宣传处部署的各项工作。就我们了解的情况,健康教育这一块在省一级已经很明确了,主要是省疾控中心的健教中心具体负责,他们做规划、确定项目、负责实施,卫健委宣传处只是作为行政部门,在做牵头工作。我觉得疾控体系的宣传教育是非常专业的,比如在工作中有各种各样的表格,不是一般人就可以做的。有很多的工作是要按要求找到目标人群、找到样本点、找到实验地这样的。然后再开始收集信息、统计等。下面负责对接这些工作的,也就是负责实施这些工作的,都不是专业人员,是兼职的。所以做起来就不一定很顺畅。现实中,有很多健康教育是带着项目的,都需要基层有人对接,由基层去落实。但基层对接的人可能不是疾控中心的,可能是办公室临时工作人员,这会导致问题得不到专业性落实。在部门设置上,县(区)一级的卫生健康系统部门设置和我们市一级不一样,他们可能没有设置宣传科室,这样我们在工作中就不知道和谁对接,如何把工作落实。即便基层安排了跟我们对接的人员,但别人也有其他的工作,我们健康教育或者项目的工作长期落实就比较困难。我觉得健康教育就不一定得到很好的落实。健康湖北我觉得更多的工作应该属于卫健委健康办负责,健康宣教的工作还是由疾控中心负责更好,毕竟专业性很强。我们宣传处在宣传上辅以相关的配合可能更合适。

另外,我就我比较熟悉的信息化工作也谈一下我的感受。我们卫生系统信息碎片化的现象比较严重。我过去工作的系统是计生,计生系统过去信息化管理做得非常好,还在国家拿过奖。计生信息做得好,主要是省里顶层设计非常好,地市只要执行就行,所以信息统计做得非常好。我们现在卫生系统的信息孤岛现象就非常严重,我们现在信息上医政、疾控、中医等各搞各的,省里面信息的收集统计也都是放到各个处。还有就是信息接口不统一,不同块的信息化建设,各个地方的信息化建设,现在都是各自搞自己的招标,最后结果就是信息接口不一样,很难甚至无法对接。我个人意见是再不能让各个地方各自搞自己的招标,省里要做好顶层设计,统一设计数据库。各个不同的处在信息化中都要参与,但不能各自为政,各自说了算。

访谈者:卫健委不是有一个信息中心吗?它不是统一规划了信息化建设的标准吗?是否它只是针对医院的信息统一呢?

访谈对象:具体的情况,我作为一个基层工作人员来说,也不敢妄言。不过我想医院的信息化就很复杂,只做医院的信息化就已经是一个很庞大的工作,能够全国层面统一医院的信息化管理已经很不简单了。如果再加上疾控系统的信息化,可能就更复杂些。在新冠疫情暴发以前疾控这一块信息也一直在录入数据。不过当时疾控的数据可能相对比较简单一些,录入的频次也没有医疗这样频繁。省里面信息工作都是由不同的处室、不同的部门来完成的,任务比较重就分出去了。但到了基层我们信息化管理的问题就存在了,我们地区共有500多万人口,信息化管理都归口到我们这里,工作就很艰难。再往基层走,他们的信息化管理难度就更大了,基层的信息化管理太薄弱了。我们处室只是一个行政部门,有行政职能,但是没有技术力量,我们也指导不了基层具体的技术工作,就知道技术上的瓶颈,我们也无法专门招聘IT人员解决问题。我们周边地区的基础卫健机构,一半都没有专门设置信息化的部门,远离市区的其他县和县以下地方情况就更突出了。信息化的碎片难在资金,还有人员,这都是制约项目推进的因素。

访谈者:您介绍得非常具体。信息系统碎片化最大的问题就是整个体系在构造之初就没有很好地从系统的角度来考虑问题,系统在设计之初就已经碎片化,这种碎片化体现在部门设置、职能分工等各方面。再加上人员不稳定,碎片化现象就更严重了。针对这些问题您有没有建议?

访谈对象:顶层层面要做好统一的顶层设计,市(州)的主要职责就是执行。另外就是做好基层建设。自从新冠疫情出现后,现在非常强调疾控体系建设,特别是重在基础建设。主要是通过各种项目建设,加强基层建设。每次危机就是一次推进,过去的防疫站发挥了很大的作用,非典以后把疾控提高到一定的地位,重视了防疫站的建设。但我觉得每次重大公共卫生事件后,都是进行改革和完善,但总也没能根本性解决问题。人和机制的问题还是不能解决,老问题就得不到解决。近年来,钱的问题已经得到很大的改善,我们市一年多来在硬件投入、房屋、规划用地上都得到很大的改善,我相信其他地方也都差不多。硬件得到解决,我们可以很快建一个实验室。但如何招聘到、留住高质量的人才,保障高质量人才不流失,新鲜血液的锻造,这是一个关键。如果我们的做法、用人制度还是和原来的一样,那就没有什么意义了。当然,我们想要的人能否引进本身就是个问题。疾控推广一些高于地方的东西,把整个事业往前,再上一个台阶,这就不光是房子的问题了。疾控体系的建设不光是做房子,钱的问题往往比较好解决。但体系建设最根本的反而不是钱的问题。比如卫生、疾控建设比较好的地方,武汉、宜昌、襄阳发展得比较好,固然有资金支持,但更重要的还是机制,有一个很好的发展氛围和环境,只有这些才能把人留住。我们市也不知道为何,每次改革都没有根除最根本性的问题,改了之后过一段时间,老的现象又都出现了。卫生、疾控系统总有经费和机制问题,员工总在为正常生活发愁。改革要保证这个体系发展下去……

卫生健康工作的成效需要较长时间才能显现出来,再加上现实工作中存在的多种困难,导致部分人员工作理念上存在对健康湖北建设认识不够和畏惧心态,这种现象在基层相对更多一些。访谈中就听闻跨体系工作很难开展,居民健康素养提高太难了,我们的活动缺乏支持,居民不配合,不是紧急的事不够重视,创建卫生城市成本太高了,健康城市又没有奖励,卫健系统协调能力有限等抱怨。在行政部门中,也有存在担心改革失败而由个人承担失败成本而失去发展前景的担心。同时,认为健康湖北建设是属于卫生健康部门的事,所属部门做不了什么事的心态也不算少数。不过也有让人可喜的一面,2020年之后,很多居民、企业对健康湖北建设、对健康的理解发生了根本行动转变,他们已经意识到健康湖北建设是全社会共同的职责,居民寻求健康的意愿更强烈,企业也愿意为健康湖北建设尽应尽职责。

4. 沟通协调 健康湖北建设主要由各地卫健委健康办负责,健康办本身往往并不直接从事具体工作,它的主要职责是按健康湖北全民行动领导小组制定的工作目标和工作规划向有关部门部署传达任务,协调的方式主要是以会议形式开展。应急状态下,会议在信息沟通、协调合作上效果都不错,但平时效果就不尽如人意。

某市卫健委疾病预防科科长访谈记录

访谈者:您好!我们课题组想了解一下贵市在这方面的相关情况。主要就是您工作中有关健康湖北的建设情况,有没有什么创新?遇到哪些困难?这是一份访谈提纲,您可以看一下,做个参考。

访谈对象:好的,我先看一下。我负责的工作主要是疾病预防控制方面的。我们平时的工作主要是计生、艾滋病、结核病防控等方面的。

访谈者:您主要是疾病预防科,那正好在日常工作中跟公共卫生联系比较密切,实际上疾病预防控制不是某个科室,或者某个部门就可以完全负责的。疾控体系的搭建是整个卫生健康系统和社会全面共同参与建设才能完成的。请您根据工作的实际情况介绍一下疾控体系建设中遇到的碎片化现象,健康湖北建设中遇到的困难或想法等。

访谈对象:现在国家和地方正在搞疾控体系改革,我认为最重要的改革改来改去就是改人。在人才结构方面,专业人才不够是一个普遍的现象,我们疾病预防科和疾控系统应该最需要公共卫生专业毕业的人才。但这种专业人才在我们基层是比较缺乏的,我们市疾控中心公共卫生专业人才可能还不到10个人,一个市疾控从领导到新进人员不到十个人。专业人员很少,其他人员都不是公共卫生专业的,大多只是和公共卫生相关专业的,有些甚至就不是医学专业的。这就会导致工作中很多活动不好开展,专业性的工作推进很慢,要教会非专业人士从事相应的工作就需要有一个过程。专业人员缺乏的问题,在县和县以下一级就更常见了,像县一级疾病预防科,可能就1~2人,人手这么少,工作根本就搞不过来。人手少,工作做不完,会形成一个恶性循环,工作做不完导致专业人员不想留,待遇也差,人才就更留不住了。很多传染病防控的问题也找卫健委,人手可能就两三个,但问题很多,长此以往人手越来越少。

访谈者:从2020年开始,疾控这一块搞疾病预防控制招聘的人比较多,国家给予了一定的政策倾斜,专业人才缺乏的现象应该有所缓解吧?

访谈对象:是这样的。近年来招人比较多,我们市去年也招了一批人,但招聘的人比较偏向于医疗机构,市一级疾控机构比较少,疾控主要是县一级招聘相对多一些。听说招了25人,力度还是比较大的,好像一次招这么多,在我们这里还是第一次。不过,即便是这么大的招聘力度还是不能解决我们的问题。我们疾控系统现实的情况是,过去人手一直就不够,疾控系统内部自己临时招聘了一批人员从事相关工作,听说有三四十人现在都是属于这种临时用工状况。发改委、市编办拿出了一部分指标给疾控系统招聘,有一部分指标要用来解决一部分历史遗留问题,也就是给原来没有编制的人员解决编制问题,再拿出一半的指标对社会招聘。社会招聘完成后,招聘的人员能不能用还是个问题。

访谈者:这是疾控改革的一个难题。一方面基层差人,另一方面也有一部分公共卫生等专业毕业的学生找不到专业对口的工作。

访谈对象:招不到人主要还是待遇问题。我刚才可能还没说清楚,招的25人是指我们事业单位统一招聘25人,不是25人全部都到疾控工作中来,25人里还有其他的管理岗位。

访谈者:也就是说专业岗位人手缺乏现状还是非常突出的。

访谈对象:是的。国家在疾病预防控制上是有相关规定的,多少人口应该配多少的疾控人员。很多地方其实都没有达标。我们市也还差一点。我们这次招的人只是把以前欠的人补齐。再就是不同机构间的契合问题。我们和疾控机构配合挺好。公共卫生、健康湖北建设上是多部门共同努力去完成的,现在的公共卫生不仅是疾控的事情,还有医疗的事情。但是我们和医疗机构没有这么好的配合,医疗机构还是主要注重临床,公卫不一定十分重视。就说部门设置这一块吧,三甲大医院还好一点,大医院都有公共卫生科会好一些,其他小一些的医院没有这种部门设置,在工作协调上有时就对接不上。

访谈者:我可以这样认为吧,三甲医院在科室部门设置上比较健全,都有公共卫生科或健康管理部这一类部门设置。规模小一点的医疗机构在名义设置上部门还是存在的,但是专门的专业化职能人员很少。

访谈对象:是这样的,他们就是平时搞一搞传染病防治。但公共卫生这一块还有其他很多工作,小的医疗机构开展就困难一些。我们卫健委在公共卫生这一块就有比较细致的分工,比如我所在科室也不是涵盖了公共卫生的全部工作,还有其他部门分配的其他工作。

访谈者:医疗机构和疾病预防控制管理部门碎片化现象出现的根源可能是专业认知的不同。除此以外,医疗机构在从事公共卫生服务提供的时候,也存在没有专项性经费支持的苦衷,是这样吧?

访谈对象:费用不能落实到位。工作安排下去,做了也没钱。每个机构的资源都是有限的,人也是有限的。派人完成某项公共卫生专项任务,又没有钱。还不如派人从事其他有经济来源的工作。

访谈者:有没有什么完善的方法?

访谈对象:现在还在完善阶段,我认为,首先要将沟通协调机制建立起来,不能我们市一级想要完成个什么具体任务,连人都招不到,也不知道怎么做。沟通协调机制的建立与完善非常重要。然后信息共享也很重要,要加强不同部门间的信息沟通。

访谈者:在医防协同有哪些障碍?

访谈对象:这刚才说了,主要的医防协同障碍还是因为不同领域专业认识不一样。在医院认知不一样,他们注重医,不注重防。

访谈者:在跟其他部门合作中有没有不顺畅的地方?

访谈对象:和其他部门的协同上过去还好,不过过去工作联系也不太多。新冠疫情期间,跟其他部门合作多,有很多工作需要协同多个部门共同完成,比如各种抗疫活动、流调等。就拿排查风险地区回来的人来说吧,至少需要卫健、公安、通信等多部门合作完成。但一年多了,公安、通信部门就淡化起来了,他们应起的作用就差了些。

访谈者:可以这样来理解吧,在去年新冠疫情暴发的那个阶段,全国的形势都比较严峻,我们湖北情况更严重一些。各个部门对新冠疫情的认识比较到位,认识到形势的严峻。应对突发疫情需要多部门配合,全面地开展各种工作。那时工作比较好做。但持续一年多,防疫工作原本不是其他部门的工作职责,他们应对这方面工作也需要投入大量的人、财、物,慢慢地他们也就懈怠了。

访谈对象:是这样的。刚开始的时候,有任务大家都各尽所能去完成,成立了临时指挥部,大家都在一起工作,协调各项工作都很方便。慢慢地就不行了,就只有我们卫健系统在工作了。各部门间的沟通手续复杂,联系也不顺畅,原来建立起来的工作形式、联系方式也都散了。在合作中,工作不平衡。工作再做一遍,人疲惫起来,手续也繁杂。

2020年前,协调和信息沟通方式单一,信息共享程度低,部门间沟通困难的现象比较突出;2020年后,这种情况得到一定程度的好转,尤其是卫生健康部门和市(州)以及政府部门信息共享取得了很大的进展。不过区县、街道、乡镇一级的信息共享还有待提升。报告期调查发现,街道和乡镇一级在实际工作中信息数据缺乏现象不算少见,一些数据资料的统计还要靠工作人员手工完成,大大增加了工作量,甚至延误了一些工作的进展。

随着人们生活水平的提高,居民对各种健康养生信息的需求也越来越大,许多居民都使用手机搜寻各种健康养生信息。各地卫生健康部门和各级各类医疗机构也都开设了微信公众号,发布各种卫生健康信息。但与此同时,也有一些或有心、或无意的组织和个人通过手机发布或转发各种不实健康信息。健康信息发布效果不佳主要体现在以下几点:首先,网络健康信息发布缺乏具有公信力的信息平台,也没有一个机构负责网络健康信息的甄别工作,导致健康信息良莠不齐;其次,各种信息发布平台以单向信息发布为主,没有形成与居民互动的双向沟通形式,因此很多居民需要了解的知识仍然无法获取;最后,正式的沟通渠道不畅,反而容易导致未经认证的虚伪健康信息在居民的网络社交圈中泛滥。

不同部门间沟通协调不畅很多是由对健康的认知不同造成的。这种现象多见于专业部门(人员)与行政部门(人员)的沟通协调中。由于分析问题的角度不同,人们处理问题的方式大相径庭。现场访谈中常听到:领导根本不听我们的,首席专家制在我们这里行不通,在我们基层谁的官大就听谁的等这类评价。比如,在老河口赞扬社区调查时,社区卫生服务中心就和下沉到基层负责督查工作的市领导发生了冲突。争执的焦点其实并不复杂,天气炎热,疫苗注射任务时间紧、人数多,市领导认为天气炎热,户外气温高,要排队的居民都到社区卫生服务中心内候诊,而且这样还可使疫苗注射的间隔时间更短。但社区卫生服务中心主任坚持要求必须保证人与人之间的间隔距离,单位面积内人数不能太多,工作速度与工作规范间,规范更重要。这就是典型的认知不同导致的沟通协调困难。当然,工作态度不够积极也是造成协调困难的原因之一。

5. 卫生资源 人员、资金、设施是活动开展的重要保障。2021年与2019年相比,各地人、财、物都有了不同程度的改善,尤其是资金和设备设施方面,省、市政府都加大了卫生健康领域的投入。现场访谈结果显示,2021年各地都加大了对以疾控中心、传染病医院为代表的各类医疗机构、医疗科研机构等部门的投入,这种改善在市(州)一级比较明显。但基层的状况改善仍不够,特别是在卫生专业技术人员上,招人、留人仍存在不小的困难。

某市卫健委医政科科长访谈记录

访谈者：您好！我们的访谈提纲您可能已做了初步的了解。您看一下，对哪个方面的问题比较熟悉或有想法，都可以讨论一下。

访谈对象：我看了一下访谈提纲，只有2个问题我比较熟悉，我就谈一下我个人的看法吧。第一个是关于基层公共卫生工作我比较了解。公共卫生在我的理解中应该包括公共卫生和基本公共卫生两大类，公共卫生就包括重大公共卫生事件的处置等。另外就是一些基本公共卫生。我主要谈一下对于基本公共卫生的个人看法，基本公共卫生碎片化的现象我觉得首先体现在管理机构不健全，尤其在我们市机构不健全现象更加突出。我们市是全国最小的地级市，下面没有县。说实话，我们的市医院都不一定比相邻市下面一个县医院好。医院的生存发展和病员数量是密切相关的，我们市总共就100多万人口，比人家一个县的人口都少，2018年我市中心医院年收入也就6亿元左右，黄石的医院年收入14亿元，比我们多一倍。由于没有县，只有区的设置，区一级人员编制完全没有办法和县一级相比，区卫健局只有6~7个编制。区卫健局一个人就要对应市卫健委3~4个处室，工作内容非常繁杂、事项比较多。我们市级情况也类似，我就要对应省卫健委2~3个处室。所以，基层人员工作任务非常繁杂。还有就是基层人员的专业也较杂，真正临床、公共卫生专业的很少，甚至没有，你想让这些非专业人士把工作做得很好，这也很难。所以我们工作中最大的痛苦就是工作需要"一竿子插到底"，也就是基层的人员数量不够、行政能力不够。

第二就是基层专业机构缺失。按国家公卫体系的设置至少要有三级，我们市只有两级。比如在新冠疫情之前，我们区这一级就没有疾控机构。没有专业机构，那很多工作在区一级就无法开展，他们就会反映我们没有专业人士，无法开展相应的工作，那就只有我们市级卫健部门直接指导最基层的人员开展工作，或者我们直接提供相关的服务了。我们很多区连人民医院都没有，现在我们正在搞区公共卫生临床中心，把疾控、急救、妇幼健康等职能都综合在一起，机构设置这一块现在好多了。但人员配置现在还是一个很大的问题，区公共卫生临床中心的工作人员现在都是从基层直接抽调上去的，年龄都比较大了，他们人到了高一级的医疗卫生机构,但自身的能力没跟上,提高也难。

还有就是基层医疗卫生机构服务能力低,提高很难。现在最基层那一级,就是村医那一级,学历低、年龄大、能力不足的现象比较普遍。现在正在搞大学生村医,要求每个村都至少要有一名大学生村医,但这需要一个过程。我们2016年就开始通过委培来强化基层医疗卫生人力,现在正好是第一届大学生进村。现在财政大约是每人每月1500元的拨款,钱太少了,我估计留住他们很难,不要说大学生,现在就是高中生、中专生都不止这个待遇。但没办法,没有编制的人员就要由我们地方财政养,我们市财政这么紧张,哪养得起他们,而且基层村医那么多,怎么留人成了大问题。我们市卫健委还是想把大学生村医继续推行下去,我们和基层协商问他们还要不要基层大学生医生,他们都说不要了。我说我们市里负责出钱培养人,他们都不要。基层也有基层的现实问题,人才培养就是3~5年的学费,但基层进人是要养一辈子的,没有很好的财政基础谁都不敢进人。省里其他地方如果财政好一点,情况可能就好一点。现在青年人都是90后、00后,留人更加困难。还有就是我们的服务模式也有待改进,传统的坐堂问诊方式比较盛行。这方面民营医院做得就比我们公立医疗机构好,他们的服务意识、服务理念就主动一些。

上级机构在政策执行方面缺乏必要的弹性,这也限制了我们一些工作的开展。比如,国家有政策可以对县级妇幼保健某个项目提供一些财政支持。但我们市只有区这一级行政设置,没有县。不过相关的妇幼保健工作任务我们都做了,我们向省里汇报要求财政支持。省里说这项专项资金只对县不对区,他们只能向国家打报告,结果还是不行。最后这个200万元的专项资金我们还是没拿到。当然,国家有些政策在执行上又表现出一定的灵活性。比如,在疫情防控上,我们是由中心医院弄的,按理应该由公共卫生部门承担。我们向上汇报,基层公卫机构没有能力做这个事,只有由中心医院做比较好,省里也认同这个现实,把经费划给中心医院了。由此看到,政策执行上还是有一定弹性的,主要还是看政策执行者怎么理解这个事。我们市的街道都是由市直管的,类似的特殊性还有很多,如果政策执行没有弹性,那至少在我们这里很多工作就无法开展了。

下面再谈一下基层疾病防控、社区治理。首先是要转变观点,疾控不是卫生部门一家的职责,它是全社会的职责,要由政府负责,我们卫生部门可以牵头,我们卫健委提供的是技术支持。在疾病防控上需要阵地,需要社区、乡镇、村都设置一些基础机构,没有这些阵地的话,很多工作都无法开展。现在我们在基层的疾控防治上办公用房很缺乏,原来在党群中心里给了我们一块地方,但现在还是有一些地方没有落实。我市过去有 14 个社区卫生服务中心是民营私人的,现在都要转制成为国家的,他们的用地现在还有一些没有落实。

基层人员问题也很重要,没有编制、经费,基层人员的问题就很难解决。上海的基层卫生人力资源做得很好,但他们的模式不适合我们,他们的基层医疗机构都可以招聘博士,一年收入可以达到 30 万元,这在全国其他地方是很难做到的。留人还要靠发展前景,我们小城市位置小,人口少,发展前景相对不好。一年没几个人看病、没有几台手术、一年发表不了几篇论文,怎么把专业人才留住。我还管过执业医师考试,这几年考医师执业资格的人数都在减少,很多青年人都不愿学医了。医生的人力资本形成成本很高,本科至少 5 年,还要读硕博、规培等,再加上新闻中一些关于医生的负面报道,愿意学医的人越来越少。要留人,还要提高医生的社会政治地位,现在提倡村医进领导班子,应该说这是个很好的开头,还要看今后的发展。

健康湖北建设方面,我主要想谈一下妇幼健康方面的工作,现在正在搞"323"专项。孕产妇死亡和婚检率低在我们市是个比较严重的问题。孕产妇死亡每年都有考核,我们市的考核指标是十万分之 14,过去是十万分之 17。现在出生人口不断在下降,二孩政策放开了,出生人口数还是在下降。过去我们一年出生人口大概有 8000 多,现在已经下降到 7000 多,那要是按照这个考核指标,我们孕产妇死亡率就是零。人口基数少,出生人口逐年减少,这个考核指标对我们来说就不是太适用了。我个人考虑能否把逐年考核变为一个阶段考核,综合几年的数据一起看。孕产妇死亡总有一些偶发性因素,这些不是我们能够控制的。

婚检比例在我们这里也很低。这个不能完全取决于我们卫生部门,我们卫生部门在民政局专门设置了一个婚检处提供免费婚检,参与的人数还是不多。这主要还是一个地区文化、风俗习惯问题。婚检很重要,如果国家有硬性规定,那就要好些。现在有二孩、三孩政策了,这个婚检的重要性显得更为重要了,很多的二孩、三孩孕妇年龄较大,她们的孕检更重要。

基层医疗卫生机构条件差、收入低、社会地位不高的局面还没有得到根本改善，人手不足、学历低、年龄大的现象还很普遍。湖北省正在各地推行大学生医生定向培养工作，宜昌、恩施、襄阳等许多地方都从当地应届高中毕业生中选拔了一些学生委托当地大专院校定向培养，不过还需要几年后才能在基层上岗。基层公共卫生专业人才、中小学卫生技术人员招聘还存在较大困难。主要原因有四：第一，编制缺乏，越是基层人员，编制缺口越大，这主要取决于各地方财政和地方经济；第二，专业人才少，医学院校中公共卫生专业、全科医学专业历来生源不多，尤其是全科医学专业很多院校开设时间都不长；第三，基层专业技术人员收入相对较低，横向比较，尤其是和经济发达地区横向比较，收入普遍不高；第四，职业发展空间不大，现行的职业晋升制度不利于基层专业技术人员晋升，这种现象在中小学中尤为明显。中小学中体、音、美老师相对地位偏低，校医更加被边缘化，他们这一群体的薪酬福利、职称晋升相比同级老师都明显处于弱势。这也是当前政策僵化、"大卫生"观念没有形成的重要体现。

现阶段国家非常重视卫生健康事业的发展，在卫生健康领域投入也很大。但在基层具体公共卫生服务项目和专项任务上的投入还是有一定缺口，财政补偿和任务脱节现象时有发生，有些专项补助标准多年不变，这些现象在经济不够发达或刚脱贫县乡还不同程度存在。比如，县乡一级大型体育场馆建设、学校标准化建设等都还缺乏专项经费支持。

第四章
健康影响评价研究
——以2021年湖北健康企业建设为例

一、健康影响评价概述

(一)健康影响评价的概念

"将健康融入所有政策"是新时期卫生与健康工作方针的重要内容。随着人们对健康认识的不断深入,健康社会的决定因素已成为政策制定者、研究者等广泛关注的内容。健康不仅仅是卫生健康部门的责任。健康相关问题的解决需要多部门的参与,需要跨部门之间的合作。各部门在制定政策前,需要考虑政策出台可能对健康造成的影响。健康影响评价(health impact assessment,HIA)作为一种用于确定和预测政策、规划和各种项目对人群健康潜在影响的方法,在发达国家已经引起了足够的重视和关注。在我国,健康影响评价也逐渐受到政策制定者的重视。《"十四五"国民健康规划》中指出要进一步健全国民健康政策体系,逐步建立保障人民健康优先发展的制度体系和健康影响评价评估制度,推动经济社会发展规划中突出健康目标指标、公共政策制定实施中向健康倾斜、公共资源配置上优先满足健康发展需要;《"健康中国"2030规划纲要》也提出"全面建立健康影响评价评估制度,系统评估各项经济社会发展规划和政策、重大工程项目对健康的影响,健全监督机制"。健康影响评价系统用于评估各项经济社会发展规划和政策、重大工程项目对健康的影响,是健康中国建设不可缺少的一部分。本章以2021年湖北省卫生健康委员会、湖北省精神文明建设指导委员会办公室、湖北省经济和信息化厅等

9部门联合发起的健康企业建设为例,介绍湖北省健康影响评价的开展情况。

健康影响评价的定义有很多,目前公认的是世界卫生组织(WHO)《哥德堡共同议定书》给出的定义:"评判一项政策、计划或者项目对特定人群健康的潜在影响及其在该人群中分布的一系列相互结合的程序、方法和工具"(WHO,1999)。其基本意图是分析和判定规划、政策和项目对健康可能产生的益处和危害,进而提出相应建议,提升健康水平。健康影响评价关注规划、政策、计划和项目等社会因素对特定人群的健康影响。

健康影响评价起源于环境影响评价,属于风险评价的一种。风险评价体系用于评价某项行为或者活动的风险水平,主要包括风险评价、风险管理、风险沟通这三个主要内容。风险评价的主要目的是明确风险来源并确定风险大小,风险管理的主要目的是根据风险评价的结果为决策提供支持,帮助决策者减少该活动所造成的风险,而风险沟通则是在风险评价与风险管理的基础上考虑公平性,让利益相关者加入风险评价以及风险管理之中,可以让风险评价关注面更广的同时也能增加风险评价关注的公平性。

(二)健康影响评价的基本方法

WHO基于风险评价的步骤以及风险评价、风险管理和风险沟通这三者相辅相成的关系,提出了健康影响评价的规范。世界各国、各地区也根据WHO的评价规范发布了健康影响评价指导意见,并给出了规范的评价表格,以及对于影响群体的划分标准、健康影响的分类。健康影响评价的规范步骤如下。

1. 筛查 筛查的主要目的是确定是否需要进行健康影响评价,如果该步骤的结论为需要进行评价,才可以进行后续步骤。WHO提出了该步骤的四个核心问题,即决策的内容是什么?决策是否对公共健康有影响?决策是否对弱势群体有影响?是否需要进行健康影响评价?

2. 确定范围 确定范围也就是对危害特征进行描述。由于该步骤需要明确参与评价的利益相关者,所以使评价中融入了风险沟通过程。该步骤需要对评价的内容、时间、空间范围、参与人员等所有基本信息进行规定。WHO提出该步骤的主要内容涉及健康影响评价的实施者和负责人、利益相关者参与评价情况、评价的指标选择和研究范围以及评价的起止时间。此外,这一步骤还应该包括确定及评价的种类。根据应用的层面和尺度等情况的差异,健康影响评价可分为微型健康影响评价、中级健康影响评价和全面健康影响评价。

3. 评价 包括数据收集、健康影响路径识别、健康影响终点确定以及健康公平性分析。

4. 结论和意见　该步骤旨在汇总评价的结论,并根据评价结果提出建议。该步骤涉及决策者,体现了对风险的管理。

5. 回顾与反馈　对评价的后续进行持续的追踪,包括评价对决策是否产生影响。

二、健康企业的概念及主要内容

(一)健康企业的概念及内涵

WHO提出"人人享有职业卫生保健"的目标,希望通过工作场所健康促进来保护和促进员工的安全与健康,提升其幸福感。工作场所健康促进是一种策略性举措,它依赖于行政领导的支持和政府资金的投入,旨在创建有利于健康的工作环境。健康工作场所是指劳动者与管理层携手合作,致力于持续不断地改进和保障所有员工在健康、安全及福祉方面的条件,从而构建一个可持续的工作环境。20世纪70年代,欧美等发达国家通过立法、政府部门提供资金与技术支持、推行全民健康促进活动和各种奖励机制来推进工作场所健康促进,如通过中长期综合干预措施,使职业人群在整体健康知识、健康行为、健康状态、职业心理健康等方面呈现不同程度的提升。我国1980年后开始实施工作场所相关健康促进创建活动,如通过不断地评估需求制定出适合本土企业的干预方案、设置企业职业健康促进办公室、提供健康促进专项资金、开展健康教育、提供职业健康服务和专题讲座等综合干预措施来保护、提高广大劳动者的全体健康。

2016年发布的《国家职业病防治规划(2016—2020年)》是首次提出健康企业概念的官方文件,其中提出要创新方式方法,开展健康促进试点,推动健康企业建设,营造有益于职业健康的环境。我国健康企业建设实施主要以WHO健康工作场所行动模式为理论依据,并开展理论和实践研究。健康企业是结合我国企事业单位卫生健康工作实践和健康促进理论提出的一个基层健康细胞概念,它是指依法履行职业病防治等相关法定责任和义务,全面承担企业社会责任,保障工作环境健康、安全、和谐、可持续发展及劳动者健康和福祉得到有效保障的企业。健康企业的建设是为了推动工作场所健康促进活动,全面保护劳动者健康,如通过工作组织、作业环境的改善促进员工参与健康促进的全过程,通过增进健康的生活方式、控制危害健康的因素促进职工、职工家属及所在社区居民健康,从而提高劳动生产率,促进国民经济的可持续发展。健康企业建设也具有工作场所健康促进的基本特征,属于"先投入、见长效""低投入、高产出"的预防性工作,需要政府的主导和政策支持。通过建设健康企业,可以提升职业人群自我保护意识、企业依法履行职责意识,以及职业卫生技术服务机构服务意识。

健康企业立足于劳动者的职业健康,因而职业病防治自然也就成为健康企业建设的重要内容。不过,健康企业除了关注《职业病分类和目录》中法定职业病的防治外,也关注职业人群职业紧张、慢性非传染性疾病、传染病防治等更广泛的健康问题。健康是内涵丰富的、动态的概念。它是根据时代发展、社会需求与疾病谱的改变而提出的,追求的不仅是个体身体健康,还包含精神、心理、生理、社会、环境、道德等多个方面的完全健康。健康企业建设是将健康中国战略融入保障和促进劳动者身心健康工作中的有效路径,而职业病防治是职业人群大健康道路的基石。通过健康企业建设,筑造健康的工作场所,有利于应对产业转型和技术进步可能产生的新的职业健康问题;同时,营造企业健康文化,促使企业依法履行职业病防治主体责任以及相关的责任与义务,有利于推进《国家职业病防治规划(2016—2020年)》的实施,从而有效保障劳动者的健康和福祉。

健康企业是健康城市建设中健康细胞工程的重要内容,而健康城市又是健康中国建设的重要抓手。不难看出,健康企业是健康中国建设的重要基础。实施健康细胞工程(涵盖建立健全企业健康政策、打造企业健康环境、开展工作场所健康促进与教育、完善职业健康服务与健康管理、营造企业健康文化等)是保护和促进劳动者全面健康的根本策略,是健康城市建设和健康中国战略得以实现的重要基石。

(二)健康企业建设的主要内容

健康企业建设首先要制定企业健康政策。企业应结合其性质、劳动者作业内容与健康状况等,制定、完善与劳动者健康相关、符合国家法律法规、标准规范要求的各项规章制度,并保障其贯彻执行。其次,要打造企业健康环境。企业应充分考虑劳动者健康需要,为其提供整洁卫生、绿色环保、舒适优美和人性化的工作与生活环境。再次,还要开展工作场所健康促进与教育。企业应采取多种形式,广泛开展职业健康、心理健康、慢性病防治、传染病和食源性疾病防治等健康宣传与教育,倡导健康的生产、生活方式,提高劳动者健康素养和身心健康水平。此外,健康企业建设还要重视职业健康服务与健康管理。为此必须建立企业全员健康管理服务体系,包括一般健康服务与管理和职业健康服务与管理。一般健康服务与管理以健康评估为基础,实施人群的分类健康管理,降低慢性病的患病风险;制定并实施员工心理援助计划,提供心理评估和心理咨询服务;针对女性职工提供特殊劳动保护和妇科疾病检查等相应的健康服务。职业健康服务与管理要落实职业健康监护制度,依法依规安排职业病患者进行治疗、康复和定期检查,切实保障劳动者职业健康权益。最后,营造企业健康文化也是健康企业建设的重要内容。文化的历史性、现实性、渗透性、继承性及社会性等特征决定了其对健康影响的广泛性及持久性,可持续于生命的整个过程。企业应切实履行对劳动者、消费者和社区的社会责任以及环境保护义务,关爱劳动者身心健康,构建和谐、平等的劳动关系以及信任、宽容的人文环境;参与公益活动,传播企业文化和健康理念,预防工作场所暴力、歧视和性骚扰;将健康企业的积极影响扩展到家庭和社区。企业植根于健康文化的土壤,才能培育出拥有较高健康素养水平的劳动者。2020年各地在新冠疫情得到控制后,国务院联防联控机制和中国疾病预防控制中心建议企事业单位要结合工作场所健康促进和健康企业建设,做好疫情防控的同时顺利复工复产。许多地方健康企业建设中特意针对性增加了疫情防控的内容,如加强员工健康监测,做好工作场所防控,指导员工个人防控,做好异常情况处置等。

三、我国健康企业建设现状

(一)我国部分省份健康企业建设概况

20世纪80年代末至90年代初,健康促进的概念被引入我国。1993年上海市开展工厂健康促进示范项目后,部分省份也陆续开展了一系列试点项目。2009年6月江苏省开始创建省级健康促进模范企业。2016年,该省配合国家健康企业建设条例检查,逐步建设了一个由政府推动、企业承担、国家行政部门统筹协调、专门组织督导,以企业间共建共享的职业健康工作平台。通过深入开展企业健康促进工作,职业健康卫生部门赢得了企业的高度信赖,职业健康科技服务工作水平得到稳步提高。同时,企业关心员工健康的理念进一步加强,对劳动者职业健康状况也越来越重视。为此,企业加大了经费投入,明显提升了职业病的防治水平,使员工体检通过率明显提高。同时,健康锻炼人数、离职比例等方面均有明显改善。

广东省职业病防治院作为制定健康企业建设工作规范和相关的评估细则参与者,在评估标准基期数据搜集和验证基础上,于2017年在广东省内进行了健康企业发展试点尝试。在试点规划之初,广东省职业病防治院从地区代表性、政策性环境、部门协作机制、技术支撑能力、企业氛围环境等方面进行综合考虑,选取了佛山市三水区作为试点,开展健康企业建设工作。试点工作一方面与《佛山市生产经营单位职业安全健康分类分级监督管理办法(试行)》相结合,发挥企业主动性,使其积极配合开展试点工作;另一方面,也取得当地卫计委和安全生产监督管理局的高度重视,以部门联合发文的形式启动了试点建设的开展。根据广东省的职业病防治工作实际,广东省职业病防治院构建三位一体的健康企业建设模式:由省、市两级有关机构共同构建适合试点地区的健康企业建设方案和评估细则标准,在健康企业试点实施过程中给予技术指导;由区级技术服务机构给予建设企业适当的技术资源倾斜,并在建设过程中进行帮扶;由企业自主开展健康企业建设的动员、宣传和申报。上述三位一体的建设模式为健康企业试点的顺利实施提供了技术保障。通过健康企业建设,不同投资背景的试点企业均取得一定成效。企业结合自身管理特点建设具有特色的健康管理,对工作场所内所产生的职业病危害因素,实施了源头控制、工艺改善、加强个体防护等干预举措,从源头防治职业病,营造绿色企业环境。企业组织多种健康活动增进员工健康的同时增加了企业凝聚力,通过邀请专门的机构,进行了职业病预防基础知识、紧急救护、营养饮食、传染病防治等的培训,提升了人员职业卫生素质。与此同时,广东省还开展了全国职业卫生教育示范园区建设和模范企业建设工作,积极指导企业认真履行社会主体责任,充分发挥自主能力,积极创新以保障员工身体健康,使员工职业健康水平提升,实现政府与企业共同发展的健康新局面。

1995 年杭州市成为浙江省首个国家卫生城市;2008 年杭州市和所辖县全部建设成为国家卫生城市;杭州市委、市政府印发《关于建设健康城市的决定》,全面启动健康城市建设;杭州市爱卫办专门下发的《杭州市建设健康城市三年行动计划(2008—2010 年)》要求广泛开展建设健康单位活动。健康企业建设被正式纳入健康城市建设之中,并将十二类健康单位培育作为优先项目之一。2008 年健康企业建设之初,杭州市将华立集团、浙江康莱特药业有限公司、杭州许府山东餐饮作为最早一批健康企业培育试点单位,开展健康企业试点工作;同年年底,3 家企业全都通过考核并被评选为 2008 年度杭州市健康单位。2009 年,杭州市健康办组织专家编制了 12 类健康单位建设标准,后经 2013 年和 2015 年两次修订,这些标准经历了梳理与整合,实现了健康单位类别的统一和创建标准的规范化。最终,在 2016 年,杭州市健康办正式出版了《健康城市之细胞工程——健康单位建设指南》一书。经过多年健康企业建设培育创建探索,杭州市逐步形成"企业自愿申报—区市两级指导—三次考核评估—组织专家验收—长效复核管理"的管理模式。截至 2019 年,杭州市新增各类健康促进培育单位 126 家,主要涵盖商贸、生产制造、餐宿、金融服务等多个领域。同时,杭州市结合数字经济引领发展的地区特色,重点开启高质量健康 IT 企业培育工作探索。作为健康中国企业行动的试点城市,杭州市制定了《杭州市人民政府关于推进健康杭州三年行动(2020—2022 年)的实施意见》,并将加强健康细胞、健康促进场所和健康促进县市培育,推进健康中国企业行动试点城市工作,将打造健康企业"杭州模式"写入杭州市卫生健康事业发展"十四五"规划。

为营造有益于劳动者职业健康的工作氛围,湖北省以健康企业建设为抓手,推动企业落实主体责任,保障劳动者身心健康,实现企业与员工的协调发展。自 2020 年起,湖北省连续两年发文推进健康企业建设,成立由湖北省卫健委和各部门主任(分管主任)组成的湖北省健康企业建设领导小组,负责组织协调健康企业建设工作。同时组建湖北省健康企业建设技术指导组,负责技术培训等指导工作。各市(州)、县(区)参照省级组织完善健康企业建设体系,形成了省—市—县三级管理支撑系统,全国健康企业建设技术指导单位(中国疾病预防控制中心职业卫生与中毒控制所)组织本领域专家编制《湖北省"健康企业"建设评估技术指南》,并充分考虑到省内主要行业的传统、职业危害和新兴职业损害并存的特点,在标准制定上注重四项指标:①加强传统职业危害防控,将职业卫生培训、职业危害因素监测、职业健康体检、职业病诊断作为重要评选指标;②对新业态、新模式下产生的肌肉骨骼系统疾病、心理疾病等健康问题高度关注,要求企业制定防治措施;③重视绿色环保生活方式,积极推行垃圾分类、制止餐饮浪费等文明风尚行动;④提升职业人群健康素养,引导企业开展针对性健康教育,提升员工健康素养。在宣传和发动群众上,积极拓宽宣传渠道,创新宣传方式。线下扎实开展职业健康知识"五进"活动,通过进企业、进学校、进农村、进社区、进机构等各种方式普及职业健康知识,强化用人单位职业病防治主体责任意识,提高劳动者职业健康保护意识;同时通过传统媒体和融媒体宣传职业病危害预防控制、职业健康权益保护等法规标准和政策措施,显著扩大了宣传受众面。在健康企业评审上统一了评选标准:首先由企业主要负责人介绍建设情况,再按照专家特长分组检查,分别从企业管理制度、健康文化、职业健康环境与职业健康管理服务方面逐项核查。值得一提的是,湖北省不断加大政策激励措施,如对达标企业,由发起部门共同授予健康企业奖牌并给予通报表彰;同时按规定享受卫生健康部门按照职业卫生分级分类监管要求降低监督频次,降低企业运营和监督成本;人社部门对健康企业工伤保险费率按相关规定适当下浮。文明办也将健康企业建设作为"文明单位"建设的工作要求,纳入文明单位创建测评体系;应急管理部门也将健康企业建设工作纳入安全生产考核评估体系。在省级政策基础上,各市州应因地制宜积极推进健康企业建设。在省级政策基础上,各市州应因地制宜积极推进健康企业建设。

健康企业是健康城市细胞工程的重要组成部分,旨在通过不断完善企业管理制度,有效改善企业环境,提升健康管理和服务水平,打造企业健康文化,满足企业员工健康需求。2019年以来,各地区、各有关部门和广大企业积极开展健康企业建设活动。全国30个省、自治区、直辖市和新疆生产建设兵团,均制定印发了健康企业建设相关的文件。截至2024年6月,全国已建成健康企业超过2.2万家,较2023年的1.9万家实现显著增长。

(二)健康企业建设存在的主要问题

首先,部分企业对开展健康企业的工作缺乏了解,经费投入有限。目前尚有很多企业未开展健康企业的建设工作,部分企业对这项工作的开展不够重视,对于开展建设工作缺乏必要的政策引导和鼓励措施。健康企业建设工作效果短期内不明显,因此企业积极性不高。我国健康企业建设工作尚处于起步阶段,相关工作亦未得到关注和重视。这种现象在中小微企业尤为常见,我国经济发展正面临需求收缩、供给冲击和预期转弱"三重压力"。健康企业建设是一个长期的、需要不断完善的过程,通常需要2~3年才能显现成效,中小微企业则由于经济压力而难以有较大投入。

其次,企业职业卫生人才缺乏,健康企业建设"知易行难"。健康企业建设涉及的法律法规和规章标准较多,涵盖职业健康、慢性病、食品安全、心理健康、传染病等公共卫生领域。实施过程中还要向职工进行健康促进和健康教育,对建设机构和人员的专业素养要求较高。企业缺乏职业卫生专业人员,负责相关业务的管理人员缺乏从事该项工作的知识和经验,因而自主开展职业健康促进工作存在一定困难。企业相关人员对职业健康促进的方法和内容不能熟练掌握,使健康促进工作的开展得不到正确指导,造成工作没有重点、事倍功半。

再次,劳动者对职业危害的认识有限,自我保护意识不足。我国企业中农民工总量庞大,2021年总量高达29251万人,其中初中及以下文化程度共占70.5%。他们的安全健康知识、意识相对欠缺,对职业危害的认识不足,健康意识普遍不高,对保护措施的有效落实和防护用品、设备配置要求不高。相当部分劳动者不知道如何正确维护和保障自身健康权益,甚至无维权意识。与此同时,我国健康促进工作中对劳动者个人的赋权不足,使劳动者参与决策、分享责任和发展技能的组织赋权欠缺,不能自下而上地推动企业开展健康企业建设。

最后,企业高层管理者热情不高,活动开展不深入。企业高层管理者对健康企业内涵和重要性不够了解,对开展健康企业建设不积极。目前健康企业建设开展较好的企业多为中国石油化工集团有限公司、中国航天科工集团有限公司等央企。地方国企和民营企业对健康企业建设还缺乏积极性,在建设过程中创新性和灵活性不够。管理人员对健康促进工作的意义认识不够,热情不高,在活动开展上没有投入太多的精力,因而各项活动难达到预期的效果;企业相关部门工作的开展进度不一,相互间没有进行深入的学习和交流;企业没有形成一种浓厚的企业文化氛围。此外,全国各地疾控或职防体系从事职业卫生工作的人力资源普遍存在总量仍不足的情况,学历水平和职称结构未达卫生行政部门要求的标准,少部分人员专业还不对口;医院、科研院校的医疗卫生专业人员也相对紧张,常年满负荷地工作,更难以开展指导监督工作。专业卫生人员心有余而力不足的现象常见。

四、健康企业建设社会效果分析

(一)健康企业建设是健康中国战略的基石

健康企业建设立足于职业健康,将防治职业病作为主要内容,同时也关注慢性病、传染病、食源性疾病以及心理健康等诸多健康影响因素的管理,目的是要促进企业通过完善管理制度、改善工作环境、提高健康管理和服务的水平、打造健康文化,以切实满足劳动者的健康需求,实现企业建设与劳动者的健康协调发展。健康企业是健康城市细胞工程的重要组成部分,是推进健康中国战略目标实现的重要基础和有力抓手,是新时代全方位、全人群、全职业周期健康管理新模式的重要内容,是实现企业经济效益与劳动者健康协调发展的有效路径,更是筑牢常态化疫情防控社会大防线的重要举措。

(二)健康企业建设是实现可持续发展的保证

职业危害的严重性已成为不争的事实,目前全球每年有约两千万人死于工作相关疾病或工伤事故,因工致伤的事件时有发生(徐胜贵、陈丽,2011)。截至2022年末,我国16~59岁适龄劳动人口为8.75亿,占总人口的62.3%。职业人群正处于生命的黄金时期,他们是社会财富、经济文明的创造者,是社会发展的中坚力量,是历史前行的推动者。职业人群的健康水平直接关系到社会和经济的发展水平,关乎他们自身及其家庭的幸福。只有职业人群的健康得到保障,才能实现全人群、全方位、全周期的健康。国民健康与和谐社会、人力资本、国家强盛存在诸多良性互动关系(王长青,2007)。尤其是职业人群的文化技术素养、身心健康水平、社会适应能力直接影响着人类社会进步和国民经济的发展;同时也影响着企业的生产效率、生存与发展。因此保护和促进职业人群的健康,提高职业人群生命质量,是实现我国经济持续高速、可持续发展的重要保障。

(三)健康企业建设可降低健康相关生产力损失

健康相关生产力损失是指因病缺勤和虽工作但生产力下降(隐性缺勤)两种情况的总称。员工的生产力受许多因素的影响。因此,各领域也从自己不同的视角研究生产力损失的各种因素。从卫生经济学的角度来看,健康相关生产力损失就是由于健康相关因素所导致的员工生产力损失的简称。一项研究表明,如对所有与健康相关的损失费用做一个统计,除去直接由疾病带来的医疗费用,如药费、门诊费用和住院费用等直接开支,由健康问题所导致的生产损失这一间接费用占总体健康费用的53%。美国一项针对28000人的调查结果显示,员工由于个人或家庭健康问题给企业带来的生产力损失每年高达2260亿美元;美国每年因抑郁所造成的误工带来的经济损失可达到440亿美元。健康企业建设无疑是一项"低投入、高产出"的社会公共卫生活动。它可以提高劳动者的健康意识,帮助劳动者掌握在职业活动中自我健康保护的知识和技能,养成良好的健康行为和生活方式,减少有害因素对健康的损害。在这个过程中,员工的职业卫生知识、健康知识水平提高显著,对自我健康状况的感知度和对劳动条件的满意程度大幅度增加。同时员工掌握了健康技能,为以后健康行为的改变奠定了知识和技能基础。随着员工健康素养的提升,因缺勤或隐形缺勤造成的健康相关生产力损失也自然而然降低了。

(四)健康企业建设可提高职工健康素养

多项实证研究表明,实施健康企业建设可以加强职工对职业危害的认识,提高工作中自我防护意识。张璟、李晓亮(2020)以珠海小企业从业人员为研究对象,评价健康企业建设对员工职业卫生状况的影响研究发现,开展健康企业建设后,员工在职业病防治法、职业病可防可治、毒物进入人体的途径、职业病防护措施和待遇、职业紧张属于职业危害、职业病诊断机构、健康教育重要性、职业健康检查分类等八个知识条目的认识水平上有显著提高;职业紧张程度也得到显著改善;在个人防护用品佩戴的重要性方面,员工的认知率也由89.4%提高到97.6%。与此类似,徐春生、刘砚涛等(2012)在电焊工人群中发现综合的健康干预可以将个人防护用品的佩戴使用率提高20%。企业通过多种形式对工人进行职业卫生知识和健康知识的健康教育,不仅大幅度提高了他们对职业病防治知识和一般健康知识的知晓率,而且促使他们逐渐改善了生活方式,更加积极主动的锻炼身体,愿意接受低盐、清淡等健康的生活习惯及生活方式。工人们对体育锻炼、性健康、肿瘤防治、传染病防治、职业病防治法规条例、职业紧张等知识已经有了较深入的了解。这些都说明其健康素养得到了提升。职工对自身健康状况也有了更科学的认识和评判,也能够从生理及心理上更加科学的评判自身健康状况。

五、湖北开展健康企业建设的健康评价结果

为贯彻落实《中华人民共和国职业病防治法》《"健康中国2030"规划纲要》和国家爱卫办等7部门《关于推进健康企业建设的通知》(全爱卫办发〔2019〕3号)的要求,持续推

进湖北省健康企业建设工作,湖北省卫健委、湖北省精神文明建设指导委员会办公室、湖北省经济和信息化厅、湖北省人力资源和社会保障厅等 9 部门联合下发了《关于做好全省"健康企业"建设工作的通知》。通过开展健康企业建设,鼓励企业采取有针对性的干预措施提升职业人群的职业健康素养,进一步压实企业主体责任,形成有利于劳动者健康的工作环境。为明确职责分工,加强协作,形成合力,部门间有具体分工。卫生健康部门具体负责健康企业建设组织实施工作,做好卫生与健康服务技术指导,开展职业病防治和职业健康有关工作,加强健康教育和健康知识普及;文明办将健康企业建设作为"文明单位"创建的工作要求,纳入文明单位创建测评体系,从而提高各类企业参与建设的积极性;经信部门应发挥行业管理作用,促进企业积极参与;人社部门负责完善和落实工伤保险相关政策,对健康企业工伤保险费率按相关规定适当下浮(评定分值高于总分值80%(含)低于总分值 90%的,下调一档;高于总分值 90%(含)的,下调两档),充分发挥工伤预防在推进健康企业建设方面的积极作用;生态环境部门负责监督管理影响劳动者健康的生态环境问题;应急管理部门将健康企业建设工作纳入安全生产考核评估体系;工会、团委、妇联部门大力宣传健康企业理念,倡导劳动者积极参与,维护劳动者相关权益,促进健康文化,和谐劳动关系。

活动共分四个阶段。①宣传动员与推荐申报:各地开展多种形式的宣传,发动辖区各类企业学习了解健康企业建设的有关标准和要求,鼓励企业自愿申报。在申报企业中择优确定一批基础较好、热情较高、行业代表性较强的作为 2021 年拟建设企业,以市(州)为单位将企业名单报送至省健康企业建设领导小组办公室。②技术指导与规范提升:各地对拟建设企业组织开展专题培训与技术指导,推动企业对标对表开展建设,提高企业建设工作的规范性和系统性,全面提升健康管理的能力和水平;申报企业结合实际,开展自查整改和持续改进,力争达到健康企业建设标准要求。③现场评审:各地组织开展健康企业现场评审、整改后验收等考核工作,撰写年度健康企业建设工作报告。各市(州)根据湖北省健康企业建设评估考核表对建设企业进行评估,将通过验收的省级健康企业名单及有关资料报送至省健康企业建设领导小组办公室。湖北省健康企业建设评估考核表共有三级指标,一级指标包括管理制度(200 分)、健康环境(200 分)、健康管理与服务(450 分)、健康文化(110 分)、健康效果评估(40 分)五大类;满分 1000 分,评估达到 800 分及以上,视为达到建设标准。④公示和授牌:考核达标企业经省健康企业建设领导小组审核研究后,向社会公示,由各有关成员单位联合发文,并发放统一制作的牌匾。

针对 2021 年湖北健康企业建设活动安排,采取了短期健康影响评价的方式进行分析。本次健康项目影响评价评审委员挑选了来自联合发文的 9 部门负责该项活动的代表各 1 名、湖北省工商业联合会 2 名、企业代表 8 名、基层社区 3 名和预防医学与公共卫生事业专业学者 3 名,共 17 名同志组成。

具体如下。

(一)筛查

筛查阶段的主要任务是识别 2021 年湖北健康企业建设活动对健康产生的潜在积极或消极影响。评审委员会通过文献回顾、关键人物访谈,结合自身的经历背景、学科知识,将数据筛查的重点聚焦于以下几个方面。

(1)尽可能精确确定活动开展受影响的目标人群。

(2)确定健康企业建设对健康存在的潜在影响。

(3)确定受影响最明显的人群的范围。

(4)确定有无影响健康公平的因素。

(5)2021 年湖北健康企业建设活动安排。

通过筛查和讨论,评审委员会认为:在企业生产经营秩序受到新冠疫情的干扰,整体经济形势仍存在内需不足、国际贸易保护主义盛行而导致各企业效益和员工收益受不同程度影响,并有分化现象的背景下,健康企业建设活动需要企业人、财、物投入,同时不可避免需要开展人群聚集性的活动。为了确定能否在全省范围内广泛开展健康企业建设,需要先进行健康影响评价(筛查清单结果汇总表见表 4-1)。2021 年湖北健康企业建设涉及传染性疾病、食源性疾病、水源性疾病、意外伤害、职业病防治、心理健康、居民健康素养、健康宣教活动开展、政府突发公共卫生事件应急能力、健康湖北建设等多项健康决定因素。

表 4-1 筛查清单结果汇总

问题	回答		回答的确定性		
	是	否	高	中	低
拟议政策的变更,是否可能产生正面的健康影响?	√		√		
拟议政策的变更,是否可能产生负面的健康影响?	√			√	
潜在的负面健康影响是否会波及很多人?	√			√	
潜在的负面健康影响是否会造成死亡、伤残或入院风险?	√			√	
对于弱势群体而言,潜在的负面健康影响是否会对其造成更严重的后果?	√		√		

续表

问题	回答		回答的确定性		
	是	否	高	中	低
大众对政策的变动产生的潜在健康影响是否有一定关注?	√			√	

(二)范围界定

评审委员会通过范围界定清单填写和小组讨论确定健康影响评价的等级。由于2021年湖北健康企业建设活动开展决策有较强的时效性,且涉及卫生健康、交通运输、经济和信息化、应急管理、人力资源和社会保障、生态环境、工会、团妇联、民政等诸多部门,在现有条件下确定采用综合程度较低的评估方法进行快速评估(表4-2)。

表 4-2 范围界定结果

问题	回答	选择适宜评估工具等级的指导	评估的综合性程度判断	
			高	低
政策变动的幅度是否大	否	变化幅度越大,工具的综合性应越高		√
政策变动是否对健康产生重大的潜在影响	是	潜在影响越大,不确定性等级越高,工具的综合性应越高	√	
政策变动的需求是否很急迫	是	紧迫性较高,可选择综合性低的工具		√
与其他政策制定的时间设置是否相关	是	与其他政策制定关系密切,且时间紧张,则可选择综合性低的工具		√
政策变动对经济社会发展利益水平的影响	高	经济社会发展利益水平越高,工具的综合性越高	√	
是否考虑其他的政治因素	是	政策变动的政治复杂性越高,工具的综合性越高	√	
政策变动对公众利益水平的影响	高	政策变动的公众利益水平越高,工具的综合性越高	√	
政策变动是否有"机会窗口"	否	机会窗口指好的时机,如机会窗口即将关闭,可选择综合性低的工具		√

续表

问题	回答	选择适宜评估工具等级的指导	评估的综合性程度判断	
			高	低
有无健康影响评价人力资源支持	有	资源水平越高,工具的综合性应越高	√	
有无健康影响评价资金	无	支持资金越多,工具的综合性应越高		√

(三)评价

评审委员会通过文献回顾、关键人物访谈以及专家会议法进行评价。评价确定的主要健康影响因素有以下几个方面。

(1)活动安全,指2021年湖北健康企业建设活动相关安全事宜。

(2)全民健康战略,指本次活动对健康湖北战略乃至健康中国战略所产生的影响。

(3)地区公共卫生,指本次活动对湖北省公共卫生带来的影响,尤其需要分析由于各企业在经济状况和员工素质存在差异,活动又采用自愿和推荐相结合的方式开展,活动对条件相对较差的企业和弱势群体带来的影响。

(4)政府声誉,指健康企业活动对湖北省地方政府在健康湖北建设中声誉的影响。

(四)结论和建议

1. 潜在的健康风险

(1)疫情防控方面:2021年,我国疫情防控工作出现了一些新的变化。首先,天气寒冷,温度低,病毒的存活时间长;其次,农村地区的防控工作相对薄弱一些,疫情比较集中;最后,境外输入病例数量明显增加。我国的一些地方相继又出现了新冠疫情。不过我国防控能力已取得巨大发展,年初日新冠病毒核酸检测能力就已超1500万份;新冠疫苗接种也已全面展开,截至2021年3月28日24时,湖北省累计报告接种新冠病毒疫苗632.23万剂次,其中已完成两剂次接种87.77万人,完成第1剂次接种544.46万人。在湖北省疫情防控指挥部、湖北省疾病预防控制中心的部署和指导下各地政府和企业开展了各种疫情防控活动,如各地针对不同情境的防控演练;武汉市通过动态摸排,列出受疫情影响较为明显的企业清单和项目清单"两个清单",对照清单开展企业(项目)包保服务,做到"分类施策、一企一策、重点企业专班专策",对全市亿元以上项目实施疫情防控日报管理,第一时间响应,第一时间联动,在做好疫情防控的基础上,推动封控区域内重大项目尽快恢复正常施工秩序。这些都可很大限度地缓解了疫情防控带来的不确定性,保障企业生产经营活动的正常开展。

(2)中小企业的影响:湖北乃至全国、全球范围内,中小企业多为劳动力密集行业。这些企业规模小、人口密度大,员工中流动人口多,且人员的健康素养相对较低。因此中小企业在疫情防控、健康管理以及健康企业建设面临的难度更大。湖北省是新冠疫情的重灾区,湖北中小企业复工复产相对晚于其他省份,导致除生活必需品外的其他食品、日用品、农产品销量大幅下降或部分滞销,服装、鞋类等季节性商品积压,生鲜、食品等保质期短的食品大量临期或过期,给企业带来较大损失。中小企业原本利润不高,又因正常生产经营受阻,商品损耗较大,还需负担税费、房租、员工社保、工资、防疫等各项刚性支出,成本压力很大。此外,由于员工流动性大、雇佣期限相对较短,许多外省外市员工不愿返岗,以餐饮行业为代表的众多中小型服务业用工紧张现象一度普遍。整体上,湖北中小企业面临营运成本增加、产销梗阻、产业链低迷、融资困难等困境。健康企业建设需要企业投入人、财、物等资源,且通常需较长时期才能显现效果。故中小企业在开展此项工作时难免遇到一定困难;同时,中小企业员工原本健康素养相对较低,企业健康促进工作滞后,相较于大企业员工而言健康公平性问题不能被忽视。

(3)对弱势群体健康的影响:雷帅康、乔学斌(2023)基于2018年全国流动人口卫生计生动态监测调查数据进行分析后发现,流动人口接受健康教育、健康档案建档等公共卫生服务利用率普遍低于常住人口。王婉晨、尹文强(2023)基于2017年全国流动人口卫生计生动态监测调查数据对青年人口公共卫生服务利用现状进行分析后也有类似发现。本研究在湖北武汉、孝感、恩施等六市(州)开展的现场调查也发现,流动人口在新冠疫苗接种、新冠核酸检测、卫生宣教等公共卫生服务利用率低于常住人口。影响流动人口公共卫生服务利用率的主要因素有受教育水平、年龄和当地医疗保险参保情况、有无在就业地定居的意愿、就业单位的性质等。中小企业员工流动人口比例较大,这势必对在中小企业就业的部分弱势群体健康带来一定影响。

2. 健康影响评审委员建议

(1)开展湖北健康企业活动。湖北省是受疫情影响最大的省份,经济增速明显放缓,企业面临严峻挑战。不过开展健康企业建设恰是凝心聚力,增强企业韧性的有效举措。更重要的是,健康企业建设是贯彻落实《中华人民共和国职业病防治法》和健康湖北战略的要求,是健康城市"细胞工程"的重要组成部分,是实现企业经济效益与劳动者健康协调发展的有效路径,是实现广大职工全方位全周期健康的保障,长远看还是社会人力资本增值的重要手段；而且有利于提高政府在民众中的声誉。因此纵然有不利因素的干扰,还是要全面开展健康企业建设,可以选择有基础、条件好的企业为重点,探索健康企业建设的湖北模式,为今后全面推行健康企业建设摸索经验。

(2)要加强对中小企业健康企业建设方面的帮扶。受新冠疫情对经济的影响,我国经济发展当时面临着需求收缩、供给冲击和预期转弱"三重压力"。湖北省作为新冠疫情的重灾区,中小企业面临的运营成本上涨,员工流失率大,融资困难的不利影响更大。中小企业迫于财务压力,在健康企业建设上积极性不高,需要政府给予帮扶。健康企业建设是一项系统工程,不仅需要卫生健康部门发动,还需要政府其他部门参与,共同发力指导、帮助企业开展活动。针对中小企业经营上的困难,政府可以采取多种措施来帮助它们恢复生产和渡过难关。这包括：设立中小企业纾困专项资金,减税降费,通过再贷款和再贴现进行精准的资金支持,加强大宗商品监测预警和强化市场供需调节,落实失业保险稳岗返还及社保补贴,以及提供培训补贴等,以减轻企业负担、稳定就业岗位并促进就业增长。卫生健康部门则可深入中小企业指导健康企业建设的开展;同时还可以建立机制,帮助中小企业长期培训健康企业建设方面的专业兼职人才。

(3)加大公共卫生服务提供,缓解可能的健康不公现象。中小企业短期经营受到的压力颇多,一些企业开展健康企业建设存在一定困难。为缓解由此可能造成的健康不公和部分弱势员工公共卫生服务利用率低的问题,根据实证研究结果,可以采取以下措施：一方面,卫生健康部门可以加大健康宣教、疫苗接种等公共卫生服务的覆盖面,弥补中小企业健康企业建设或有的缺位;另一方面,各地卫生健康、公安、民政等部门力争实现区域性跨部门流动人口信息共享,提高中小企业流动务工人员公共卫生服务利用率;此外,还要重点加强对教育水平低、年龄大、流动性高的中小企业务工人员的健康管理,缓解可能的健康权益不公现象。

(五)公众参与度评估

为了解公众对2021年湖北健康企业建设所持态度和意见,在本次健康影响评价中还通过问卷调查方法开展公众参与度评价。

1.调查对象 健康企业建设是健康细胞工程的重要构成部分,主要参与者是企业,同时也会对企业所在地社区、居民和职工家属有影响。因此除了根据随意抽样的原则,在开展活动的企业中选取了80名职工外,还按随机偶遇的原则挑选了10名企业所在社区普通民众,10名企业职工家属作为调查对象。

2.调查内容 调查对象的性别、年龄、日常锻炼习惯、是否知晓2021年湖北健康企业建设活动安排及建议。

3. 评估结果 共发放 100 份问卷,收回 97 份。反馈结果显示,调查的 90 名对象知晓 2021 年湖北健康企业建设活动安排,并且支持这一做法。

(六)2021 年湖北健康企业建设活动效果

为践行"大卫生、大健康"理念,指导企业有效落实维护员工健康的主体责任,打造良好的企业文化,全方位、全周期保障劳动者身心健康,同时为实施健康中国战略奠定坚实基础,全力推进"职业健康保护行动",2021 年湖北省开展新一轮的健康企业建设活动。此轮建设活动的规模在 2020 年基础上有了明显加大,一是发起单位由去年的 6 家增至 9 家,新增了湖北省生态环境厅、团省委、省妇联等单位,更好地体现出多部门协作的推进合力;二是细化明确了优惠政策,达标合格健康企业可以享受工伤保险费率优惠,评定分值高于总分值 80%(含)而低于总分值 90% 的,费率下调一档,高于总分值 90%(含)的下调两档;三是完善了评定指标,在既有健康环境、健康管理与服务、健康效果、文明健康绿色环保生活方式的倡导、企业新冠疫情防控等重要考核指标外,将企业"健康达人"评选活动,关注骨骼肌肉系统疾病等职业相关疾病的防控措施等都纳入考评内容,使健康企业的建设有了更多丰富内涵。建设活动鼓励企业采取有针对性的干预措施有效提升职业人群健康素养,切实强化压实了企业主体责任,从而不断改善劳动者工作环境,保护了广大职工合法健康权益。

继 2021 年湖北省首批 91 家省级健康企业率先达标完成建设目标后,2022 年又有 151 家企业通过健康企业评审验收,达到建设标准。通过开展健康企业建设活动,企业改善了工作场所环境和卫生条件,使影响健康的主要环境危害因素得到有效治理。这一过程中,企业员工健康素养得到显著提升,健康生活方式广泛普及。同时,企业职业健康管理制度进一步完善,针对职业病、传染病、慢性病和精神疾病等公共卫生问题的防控干预措施取得了明显成效,进而明显提升了企业员工的健康水平。

第五章
健康湖北评估机制研究

一、评估流程的构建

健康湖北评估是一项复杂、细致、专业性很强的工作，涉及各个方面，涵盖健康湖北推进全过程的各种主要因素和主要环节，一个完善的健康湖北评估机制包括评估客体、评估主体、评估方法与形式、评估组织与实施、评估活动的总结，以及评估文化的建设等，能否更科学地组织评估，对评估质量和结果的可靠性及有效性有着重要影响。因此，必须事先有周密的实施程序，即按照进行健康湖北评估活动的自身规律，具体安排实施评估活动的步骤和过程。健康湖北评估活动的实施程序大致包括评估活动的准备、评估活动的实施（现场考察）以及评估活动的总结三个阶段。现对健康湖北评估的若干关键环节进行概述和分析。

（一）健康湖北评估的准备阶段

健康湖北评估的准备是实施健康湖北评估的基础和前提，准备充分与否关系重大。准备阶段主要包括评估组织准备与方案准备两个主要方面，具体应完成的任务是成立评估领导小组、制定评估工作计划、组织和培养评估人员（包括参加评估的专家和工作人员，还包括被评对象的有关人员）、下达评估计划、对评估对象下达自我评估的要求。

1. 组建评估专家组　健康湖北评估作为健康湖北建设的一个重要环节，为了更好地领导和开展评估管理工作，应首先成立专门的评估领导小组（或评估委员会等）。评估领导小组的主要职责是根据健康中国和健康湖北建设目标制定评估的基本准则和评估方案；组建评估专家组；确定评估日程安排和实施细则；指导、协调、组织评估工作；裁定评估过程中遇到的各种问题以及公布评估结论等。

评估领导小组的人员组成应依据评估的类型不同而不同,它对于评估的效能和质量至关重要。评估领导小组(或评估委员会)下设评估办事机构,如评估办公室、评估秘书组等。评估工作的主要任务是在评估领导小组的直接领导下联络、协调被评地区、评估专家组和评估领导小组之间的各项工作;处理评估的日常事务工作,如分发文件、设计表格等,协助专家组组织实施评估信息的收集、整理工作等。评估机构及其人员组成由评估领导小组根据评估工作的需要确定,但一般需要一定数量的专职管理人员。评估工作机构的管理人员不同于评估专家,他们之中的大部分应该是以健康湖北评估为本职工作的,有长期从事健康湖北评估工作的愿望和决心的专职人员。

2. 制定评估方案 在整个准备阶段,实质性和关键性的工作是制定评估方案。评估方案是评估过程的计划和蓝图,是实施评估工作的基本依据。

(1)评估方案的主要内容。

①评估的目的任务:说明评估要达到什么目的,完成什么任务,这是任何一次评估开展以前必须首先明确的问题。例如,以区分健康湖北工作优良程度为目的的总结性评估与以改进健康湖北工作为目的的形成性评估,它们在评估的内涵、标准和方法方面就有着很大的不同,前者主要是通过对被评对象进行相互比较得出评估结论,而后者则是通过对被评对象本身工作效果的测评得出评估结论。

②评估项目、指标和评估标准:评估反映评什么的问题,它是指评估的具体指标(或评估时所采用的考察提纲及概括性问题等),在一次特定的评估中,应该选择哪些因素作为评估指标,是评估准备阶段必须要解决的问题,否则评估工作就无法进行。评估的指标和评估标准是什么,具体包括评估指标系统中各项评估指标的权重系数和判断标准。

③评估方法:说明评估使用的主要方法,反映如何评的问题,它主要包括获取信息的方法、量化的方法、数据统计的方法、综合判断的方法等。

④评估程序、时间和人员:说明评估实施的操作步骤,何时开始、何时结束、具体时间安排,哪些人参加评估、负责人是谁、人员怎样分工。

⑤实施评估的要求:说明对评估者和评估对象有些什么要求。

(2)评估方案的设计原则。评估方案是实现评估目的、进行评估活动的行动方案,评估方案的质量关系到评估活动和评估结果的质量。为了保持评估方案的质量,在评估计划下达执行前,应先对健康湖北评估方案的质量进行评估,使评估方案达到质量标准。评估方案的设计应该注意以下几点。

①评估目的是否明确:评估方案必须体现评估的目的,并从各个方面努力保证评估目的的实现。评估方案中的评估目的表述要明确肯定,符合评估对象的定位,符合卫生

与健康工作方针、符合健康中国与健康湖北建设的要求。

②评估内容是否正确：评估方案的内容要能反映评估的目的，能对评估对象做出价值判断。

③评估指标体系和标准要科学合理：健康湖北建设是一个复杂的系统，其中任何一个被评对象的属性都是由诸多因素构成的，在评估中不可能考察其全部因素，因而，必须通过科学的分析，从诸多因素中选出那些与被评对象性质和功能相关性较大的因素，并以此作为评估指标和评估标准。评估指标体系的科学性表现为评估指标体系的方向性是否符合卫生与健康工作方针及时代发展的方向；评估指标体系的一致性；同一层次指标的独立性；评估指标体系的完整性。

④评估方案是否规范：评估方案是否规范直接影响到评估的效度和信度。规范性是指设计评估方案时的指导理论及评估过程中所采用的方法和运行程度等一定要规范，如评估程序是否规范、评估时间是否恰当、评估计划行文是否规范等。一个完善的评估方案，不但能使评估的各种活动统一化，从而提高评估的可信性和有效性，更好地发挥评估在健康湖北建设中的各种促进作用。

⑤评估方案是否可操作：评估方案作为评估活动的一种具体的指导性文件，必然要求是可以施行的。可操作是指评估的指导思想和具体目标要切合实际；评估指标所要求的评估数据用当前的技术手段、设备可以取得测量结果；评估的指标系统和问题条目不能过于烦琐；评估的方法简单易行。此外，还要考虑人力、物力、财力及时间等基础条件，只有建立在一定基础条件上的评估方案才是可行、可操作的。

3. 制定评估计划　制定健康湖北评估计划是实施健康湖北评估计划的重要前提。在进行评估时，应先制定评估计划，要说明对评估对象执行评估计划的要求，召开会议、公布计划、讲清进行健康湖北评估的目的及意义、明确评估任务、提出执行评估计划的要求。

（二）健康湖北评估的实施

健康湖北评估可主要以政府或社会第三方组织相关专家开展调查、访谈、资料收集等方式进行。

现场调查的目的在于对被评对象的全貌有一个概括性了解。组织评估专家对被评单位进行现场考评，这是评估的关键环节。通过审阅报告和背景材料、听取自评汇报、实地考察设施设备和召开座谈会、问卷调查等，针对评估指标系统中各项指标逐一核实。同时注意多方收集分析问题所需要的各种重要依据，在实地考察和材料核实的基础上，专家组根据内部分工对相应评估指标分组进行讨论,各组在充分评议的基础上对相应评估指标给出评估结论,形成评估反馈意见,建立评估机制,充分发挥专家组的咨询与指导作用,对被评单位评估情况进行诊断性评估,提出整改建议,保证评估工作能够顺利完成。

(三)评估之后的改进和建设

评估后的改进主要包括对评估进行再评估、建立评估档案、跟踪回访三个方面。

1. 对评估进行再评估　评估程序是否科学、指标体系设计是否合理、评估过程是否客观、评估结果是否确切,是不是需要检验?这些就是健康湖北评估的再评估问题。一般来说,在进行一项正式评估以前,对评估进行再评估,是按照一定标准,对健康湖北评估方案、健康湖北评估结果和获得结果的过程进行分析,从而对健康湖北评估工作本身做出价值判断,特别是验证本次评估的科学性、有效性。

首先是对评估指标体系的再评估。对评估指标体系的再评估,就是根据健康湖北评估实践的结果,对评估指标体系的方向性、一致性、相容性、独立性、完备性进行分析,从而对指标体系的科学性做出评估。

其次是对评估标准再评估。一是对评估标准的区分度进行再评估,验证在正确掌握评估标准的前提下,评估结果能否比较正确地区分出实践水平不同的评估对象,即本来水平高的评估对象得到高的评估结果,本来水平低的评估对象得到低的评估结果。二是对评估结果的效度进行再评估,检验在正确掌握和使用评估标准的前提下,对评估对象进行评估所取得的结果是不是客观准确。三是对评估标准的信度进行再评估,检验每一位评估者,用同一标准评估若干个评估对象,或者若干评估者使用同一评估标准评估同一评估对象,得到的评估结果是否大致相同。

最后是对评估结果再评估,检验评估结果是否符合评估对象的实际。

此外,如有必要,还可对评估过程、评估指标体系的权重、评估信息进行再评估。

2. 建立评估档案　将本次评估过程中的各种文件、计划、方案、数据和总结,立卷建档,并建立健康湖北评估档案管理制度,由专人妥善保管,以备查阅和研究使用。

3. 跟踪回访　跟踪回访是健康湖北评估机制必须完善的重要环节,要不拘形式,有针对性地做好跟踪回访工作。跟踪回访随机进行,能摸真情,就事论事,有着明显的针对性,能促进被评估单位更好地落实评估措施,进一步增强内部评估的权威性和实效性。

首先,回访要定期与不定期相结合。对内部评估中值得引起高度重视的突出问题,要限期整改,定期回访,在一些涉及方向性、原则性的问题上,让被评估者保持高度的自觉性。其次,就健康湖北的具体评估而言,也不能事无巨细,而应抓住关键,切中要害。最后,反馈针对问题开展纠偏,应该有一个明确的结果。整改到位的,要充分肯定,还要善于发现、总结各地在健康湖北整改工作中好的做法、成功的经验,特别注意对有推行价值的要及时做好宣传和推广工作,对因主观因素整改不到位的,不只限于一次回访,可以两次甚至三次,直到取得满意的效果。

实际上,健康湖北评估的影响和作用并不会随其过程的结束而终止,评估全过程的结束只不过是评估发挥其作用的一个新起点,要使评估工作深入健康湖北具体的工作之中,从而形成良好的评估文化环境。

4. 总结 组织相关部门编撰和发布《年度健康报告》(健康白皮书),组织健康湖北评估有关的研讨会或论坛,组织并执行评估实施状况的监测评估,从而提出评估的改进和完善措施等。

二、健康湖北评估机制的构建

(一)充分理解开展健康湖北评估的动力机制

国家、区域和城市健康战略的实现,需要建立正向的反馈和纠错机制。《"健康中国2030"规划纲要》明确要求"建立常态化、经常化的督查考核机制,强化激励和问责。建立健全监测评价机制,制定规划纲要任务部门分工方案和监测评估方案,并对实施进度和效果进行年度监测和评估,适时对目标任务进行必要调整。"健康中国建设也只有在此良性循环的基础上才能稳步推进,促进人民健康水平的改善,推动社会经济的发展。

2017年,《"健康湖北2030"行动纲要重点任务分工方案》(鄂政办函〔2017〕50号)明确指出"为提高规划的权威性和实施的强制力与约束力,要建立规划实施的监测评估机制,及时发现规划实施中存在的问题,加强督导和纠偏,及时研究解决办法,并建立问责制,确保规划目标的实现。"

《2018年湖北省卫生计生工作要点》(鄂卫生计生办发〔2018〕3号)要求全面实施健康湖北战略,深入推进健康湖北建设,健全健康融入万策的制度保障。发挥推进健康湖北建设的牵头部门主责作用,建立对市县的评价机制、考核机制,推动各项工作落实。

2013年,湖北省爱卫会委托某大学对"健康湖北"全民行动计划进行评估。2018年,湖北省疾病预防控制中心率先成立"健康湖北2030"技术指导领导小组,负责确定"健康湖北2030"技术指导工作机制、制度建设、综合评价等宏观战略问题。探索逐步建立和完善健康湖北评估监测体系,以《纲要》提出的目标、指标为导向,以市(州)为主体,建立包括人均预期寿命、居民健康素养水平、重大慢病过早死亡率等系列指标在内的健康湖北评估监测体系。

显然,开展健康湖北综合评估是开展健康中国和健康湖北建设,实现正向的反馈和纠错机制,不断改进健康湖北工作,提升人民群众的健康水平的内在要求。

(二)建立中期评估与期末评估有序衔接的评估机制

健康湖北评估要实现定性评估与定量评估相结合,日常监测与定期评估相结合,完善中期评估与终期评估有序衔接的评估机制。着眼于战略规划实施的过程控制,建立基于统计数据的规划监测体系,研制监测评估关键指标,明确监测数据报送的责任主体,形成数据征集季报制度和监测数据库自动生成机制。年度评估以文本分析、数据采集、实地调研、座谈访谈、问卷调查等方法为主,考察重点任务、工程、政策、举措等"动没动""哪里动""如何动",了解和掌握规划推进的状态、结构、分布、梯度以及年度任务的完成或进展情况。中期评估通过信息数据采集分析,测度主要战略指标的实现程度;通过访谈调研,收集典型经验、创新实践和任务进展信息;通过大样本调查,获取人才群体及社会群众对规划实施效果的满意度和幸福感。中期评估综合考察规划实施的整体、面上情况,开展横向和纵向比较,测定阶段性目标的达成情况,对下一步计划修正、措施调整提出具体意见。终期评估着眼于战略规划实施的整体状况和战略效果,结合对健康湖北的总体战略推进等指标分析,建立终期评估制度。终期评估通过综合数据分析,对标健康湖北规划设置的全面指标,测度、评价规划实施产生的社会经济影响、健康改善和群众满意度;通过大样本问卷调查,获取社会各层面对规划实施的总体满意度信息,得到对规划实施的整体和全面评估结论。

(三)建立健全健康湖北评估组织机制

(1)强化健康湖北领导机制。健康湖北评估是一项开创性的工作,各级党委、政府要高度重视并切实加强对评估工作的领导,把它作为执政为民的重要体现和以人民健康为中心重要举措,及时协调、解决评估工作中遇到的困难和问题,为评估工作顺利进行提供必要的保障。

(2)建立健全评估组织领导。健康湖北评估主体不宜是其决策部门和承办单位,而应是具有相对独立性的第三方——评估组织。因为既负责健康湖北决策又负责具体实施和评估,其评估结果往往是因利益冲突带来认为的偏差。因此,必须加强评估组织建设,强调并坚持健康湖北评估主体的独立性和公正性,由具有专业知识、理论应用研究能力和相对独立性的评估组织承担,以保证评估工作的顺利开展和评估结果的公平、公正。

(3)明确健康湖北评估的责任。建议根据"属地管理"和"谁主管谁负责"原则,由具体实施的行政部门负责组织评估,并对评估结论的全面性、真实性、客观性、公正性进行审查和确认,通过严格的问责制度,保证健康湖北评估"不走过场",不断完善评估工作。

(四)加强对健康湖北评估的投入和保障

必须设立健康湖北评估专项资金,完善各级监测评估投入保障制度。成立健康湖北评估专家咨询委员会(由人才研究专家、公共管理专家及工作部门高层领导组成)。卫生与健康行政主管部门在评估过程中行使组织、沟通和协调职能;咨询委员会在健康评估过程中行使指导、参谋和咨询职能,对评估结果和评估争议进行判断、裁决。卫生与健康行政部门和咨询委员会,在确保和维护第三方评估机构客观、独立、权威基础上,为评估过程提供保障和服务。行政主管部门与专业、权威的第三方评估机构建立稳定的业务联系,以强化评估工具研发,提升专业能力建设,推动专业人才培养,壮大专业评估队伍,指导各地和部门开展健康湖北评估工作。

(五)构建联动、贯通的部门合作机制

健康湖北评估工作涉及面广、政策性强,需要各方面的共同参与和协同配合。要充分发挥评估主体统揽全局的作用,离不开立法机关、行政机关以及社会机构的有效配合,当下亟须建立各部门协调统一的合作机制,增强部门工作联动性,防止推诿和扯皮。首先建立科学合理的信息沟通和组织协调机制,加强地方各级人大、政府、政协的性别平等工作机构的建设,由地方政府健康湖北领导小组办公室牵头实施健康评估工作,人大、政协、各行政部门通力配合,财政部门划拨专款支持,形成横向联动、纵向贯通的工作机制。

(六)建立健全社会协同参与机制

应将专家学者、群众、企业和社会组织纳入健康湖北评估决策中,以保证各层次人员对评估的理解和支持。既通过专家学者对健康湖北的指标可行性进行论证;亦要进行民意调查,充分征求、研究利益相关方的意见与需求,同时还要充分发挥社会组织和群众的主动性和积极性,对各项指标进行充分协商讨论,并对必要的地方进行修改。多元评估主体的参与可以防止利益相关者的干扰,保证评估结果的客观公正、公开透明。

(七)创新评估的激励机制

1. 建立健全法律法规体系　首先,要做好立法工作,将健康中国评估纳入立法范围,

研究制定相应的法律法规,明确评估主体、客体的权力、责任和义务,对评估原则、评估程序、评估过程、评估结果的运用等内容通过法律的形式固定下来,避免评估的随意性。其次,根据国家层面的法律法规,制定符合健康湖北建设及评估的配套法规,并严格遵照相关法律法规执行。

2. 建立健全评估监督机制 首先,要构建多元化的评估监督主体体系。建立由行政监督、权力机关监督、司法机关监督、专家学者监督、群众组织监督、社会舆论监督等组成的多元化的监督体系,整合各主体的监督功能,明确各监督主体的地位、职责、权限以及监督行为的范围、方式和程序,形成一个全方位、多层次、强有力的监督网络。其次,要实行全面监督。健康湖北评估指标要公开,评估过程要透明,评估方法要科学,要广泛征求意见,对评估主体、评估对象的行为进行监督。最后,要实施全程监督。评估监督应贯穿于评估活动的全过程。既要对前期准备阶段中评估的选择是否适当、评估方案是否科学和合理进行监督,又要对评估实施阶段中评估指标体系是否准确、评估标准是否合理、评估方法是否得当、信息处理是否规范、评估结果是否客观、公正进行监督。

3. 建立健全评估责任追究机制 首先,要建立评估责任清单。责任清单应按权责统一的原则授权,根据评估主体的评估权力,明确授予相应的评估责任,做到责权统一,责权明确,责任追究有账可查。其次,要明确追究评估责任的标准和程序。清晰界定评估权力运用的边界,责任追究的范围,使责任追究有据可查。责任追究必须落实到具体的个人、团队或组织,对于团队或组织责任,必须要落实到具体的主要负责人。使评估主体不能随意评估,保证评估结果的客观、公正。

(八)创新信息管理机制

1. 健全健康湖北评估信息保真机制 首先,要加强健康湖北建设数据信息的监测,加快推进对健康湖北相关指标的统计和测算。其次,建立和完善统计数据质量保证体系。建立健全和落实健康湖北统计信息质量责任制和责任追究办法,以确保数据的真实有效。最后,建立和完善信息甄别制度。把信息甄别作为健康湖北评估信息管理的重要一环固定下来。同时建立信息校验系统,切实提高信息甄别的质量。

2. 完善健康湖北评估信息公开与共享机制 首先,要建设数据信息公共云平台,将各部门、各层级的相关信息整合、归集并及时上传至公共云平台,促进信息的互联互通,避免基础设施的重复建设与信息的重复收集。其次,要建立电子信息系统,全面推行健康湖北电子化、系统化管理,确保信息发布及时全面,方便公众查询、获取信息,监督健康湖北评估。

3. 建立健全健康湖北信息资源大数据库　包括将基础数据库、大数据集成数据库以及社会组织所取得的监测数据有效纳入管理,建立起大数据集成数据库。

4. 充分利用信息化手段,形成监测及评估常态化　建议充分利用信息化手段,建立一个省级健康城镇建设管理平台,各相关部门将健康城镇建设工作进展的相关数据上传到信息管理平台,运用监测及评估指标体系对各地区健康城镇建设进行常态化评估,并及时反馈给各相关部门以发现建设过程中存在的问题和动态调整健康湖北建设重点工作。

(九)健康湖北评估的使用和宣传机制

建议健全健康湖北评估结果的反馈、通报和使用办法,完善与评估结果相关的督查考核和行政问责制。将评估结果用于对各地、各责任部门的考核、奖惩和督促,以及对健康湖北实施工作的改进或调整。建议将健康湖北评估结果向社会有序公开,加强评估工作的宣传报道,为公众提供了解健康湖北评估机制的内涵与运作模式的渠道,提升公众参与评估的积极性,在全社会营造关心规划实施、支持健康湖北评估、重视规划落实的良好氛围,也竭力形成以基层群众为主体的自下而上的监督与反馈机制。

第六章
健康湖北综合评估实证研究结论

一、健康湖北评估实证研究主要结论

（一）评估指标全面、可操作性强

本研究从分析影响人口健康的因素入手，系统梳理健康中国战略和健康湖北战略的主要思路、各阶段工作任务和目标，并借鉴国内外成熟有代表性的研究成果；主要以贝塔朗菲的系统论、多那比第安的 SPO 模型、肖庆伦和海勒的卫生系统评价三阶段模型，以及 Kutzin 的卫生体系改革评价模型为理论基础，构建健康湖北综合评估模型。与以往中宏观层面卫生健康绩效评估研究框架相比，本研究更加突出了指标选取的针对性和可操作性。在一、二级指标的设计上，主要对国际认可 WHO、世界银行和欧美实施国家健康战略的国家和我国学者相关研究成果进行了融合。具体来说，首先弱化了 WHO 框架在我国实际中量化难度大的"领导管理"和"信息系统"模块；其次，吸收了以世界银行框架为代表的"医疗服务质量和效率"的设计思路；并在分析时注意了采纳欧美国家在健康城市和国家健康战略评估框架中"非医学决定因素"的做法；最后，广泛借鉴了我国学者根据我国国情提出的具体建议。最终设计了 3 个一级指标和 8 个二级指标。在三、四级指标的设计上，基于广泛的专家咨询，将评估指标信息的可获得性和不同阶段工作重心的特点作为重要考虑因素，力求做到全面性与代表性相结合、可操作性与可比性相结合，设计三级指标 34 个、四级指标 94 个。评估指标涵盖筹资、组织机制、资源配置、公平性、效率性、有效性、响应性、健康改善和居民满意等各个方面。从指标数量上看，比 WHO 健康城市338个评估指标、美国《健康公民计划2030》489个指标少得多,更易于实施;同时也比国内相关学者较早提出的十几、二十几个评估指标要全面。

(二)评估客体多元化

国家健康战略是一个国家对其国民健康的总体价值观和发展愿景,其至少包括两个方面的内涵,一是在国家政治层面,如何看待健康,即健康价值观,这往往通过法律的形式表达并固定为一种权利,从而避免了由于政权更迭、经济起伏以及突发事件所导致的国民健康受损;二是在国家行政层面,如何实现全民的健康,即健康行动纲领,重点在于如何把促进健康这一抽象概念转化为具体的行动纲领。国家健康战略的科学制定需要基于公共管理、公共卫生、流行病学、临床医学、卫生经济、卫生政策等多学科,组织实施需要党中央国务院的统一领导,依托国家卫健委、国家发改委、财政部、人社部、教育部、农业部、民政部、公安等多部门组织开展;同时个人健康的生活方式、社会因素和气候因素等也是健康的重要影响因素,因此还需各类社会组织、家庭和个人共同参与。本研究评估客体选择上不仅将卫生健康、发改、人力资源、教育、体育等参与健康湖北建设的责任单位纳入其中;而且还考虑到目前仍为健康湖北建设的初级阶段,评估方式中还将是否出台相关文件、具体行动方案等作为测量的具体指标,以客观评估相关部门健康湖北建设工作中的实际举措和工作思路。

(三)评估周期长短有别

影响一个国家、地区的整体健康水平的主要因素包括经济、教育、医疗、环境和社会,而且在我国,环境、教育、经济和社会因素对人口健康水平的影响具有显著的空间异质性,不同因素作用于人群产生效果的时间也有很大差异。本研究构建的评估指标体系中,既包含短期目标,如政策管理相关指标、卫生投入相关指标等;也包含如居民健康素养、有效控制和疾病消除地方病危害、学生体质健康标准达标率等长期目标,这些长期目标的实现一般不可能通过短时间的努力而出现较大的改善。关键人物访谈中,一些基层卫生健康部门和相关政府部门的工作人员就对《健康湖北行动2020试行考核目标》《健康中国行动考核指标框架》等考核中要求逐年统计上报人均预期寿命、重点慢病过早死亡率等一些指标,并要求每年取得改进感到很大的压力。因此,为了保证评估结果的客观性、提升评估活动的效率和质量,需根据实际情况合理确定不同类别指标的评估周期。根据本研究指标体系的相关指标数据可获得性的周期,建议将健康湖北综合评估指标分至少分为短期、长期两类。初始变量指标、过程变量指标作为短期指标可逐年评估,以促进相关工作的开展。结局变量分为短期、长期两类,短期指标逐年考核,评估相关工作效果;长期指标评估周期可同国家健康中国评估、国家卫生服务调查同步,由此一方面可以降低评估活动的成本,另一方面可以保证数据的真实性、可获得性,从而提高评估活动的质量。

(四)居民对健康湖北建设感受明显

调查显示,近年湖北省居民对健康湖北/健康城市宣传的氛围、切实感受到卫生健康服务增加和政府的重视等主观感受都有大幅增长,满意度分别由2019年的62.63%、71.01%、62.63%上升到2021年的81.28%、83.14%、81.28%。这说明湖北省各级政府和相关部门在健康湖北的建设上都做出了巨大努力,其中公共卫生服务所取得的进步非常明显。首先,居民对疾病预防控制的认知有了大幅提高,2019年现场问卷调查显示,五成以上居民对疾病预防控制中心的职能认识甚少,而2021年则有超九成居民对其功能职责有了较清晰的了解。其次,居民主动参与疾病防控中的自主性也有了显著提高,相较于2019年基期,2021年报告期主动接受公共卫生服务的人数比例上升了16个百分点,达到85.9%。再次,居民也明显感受到接受的公共卫生服务数量不断增加,公共卫生服务和卫生健康服务的质量改善明显,其中2021年基本公共卫生服务效果满意度最高,达90.15%;公共卫生服务数量和服务质量满意度也都上升了10%以上。此外,居民对中小学生体育运动时间和中小学校健康知识课程开设的满意度也感受明显,满意度分别由65.77%和65.10%上升到74.11%和74.74%。各类卫生健康服务提供者的服务态度、隐私保护、专业技术、就诊环境、设备设施和就医选择权等其他方面的满意度虽无统计学意义上的提升,但满意度都在80%以上,2021年居民满意度有了明显的上升。例如,敖琴、贾利高等(2018)对湖北省基本公共卫生服务居民满意度调查研究结论为,整体满意度处于"一般"水平;马东平、尹文强等(2019)对山东省农村居民所做相关研究发现,居民选填"一般"者最多;郝爱萍、李翠翠等(2019)也得出广东省居民公共卫生服务整体满意度为75.19%的结论;鄢错灵,游江南等(2018)同样认为雄安新区居民公共卫生服务整体满意度仅为"一般"水准。不难看出,经历新冠疫情后,湖北卫生健康服务居民满意度有所上升。这主要是由于我国社会主义国家政党性质、价值导向始终把人民利益放在首位,新冠疫情发生后政府迅速采用"易感人群全覆盖、应治尽治"的总体性治理模式,为广大民众及时提供了各种防疫医疗服务,居民获得感增强所致。新冠疫情初期,各级医疗卫生机构和基层组织对居民小区、各类公共场所实施喷药灭杀;为家庭发放各种抗疫物品,定期核查体温,尽力满足医疗需求;各种官方媒体开展各种形式的健康宣教;后疫情时期,地方政府或工作单位还提供了免费核酸检测。居民接受的公共卫生服务多了,满意度自然就上升了。

不过值得注意的是,公众对健康教育、医务人员对健康知识的普及和社区专业人员指导锻炼等三项满意度都不高。大专及以上学历者对医务人员健康教育满意度最低。诚然,这可能与新冠疫情期间,为减少不必要的人群聚集、个体在医院等人群密集场所滞留时间等因素有关,但也与相关工作形式刻板、重视不够、对相关人员缺乏有效激励不无关系。

(五)疫情对居民就医行为有较大影响

已有研究表明影响居民就医行为的主要因素有就医成本、疾病类型、健康状况、医保政策和经济收入。2021年与2019年相比,湖北居民上述几个因素没有发生显著改变。但1年内无就医经历者比例为34.57%,显著高于2019年的9.92%;不同年龄组平均就医次数都有所下降,其中55岁以上年龄组下降得最多,55岁以上年龄组1年内无就医经历的比例显著高于其他组别。而且城乡居民在医疗机构选择上也都表现出偏向选择高等级医疗机构的趋势,2021年城市居民中有41.7%选择到三级医疗机构就诊,农村居民有40.6%选择到二级医疗机构就诊。这一变化趋势应与新冠疫情有极大的关系。湖北是新冠疫情的重灾区,2020年上半年全省大部分医院都基本处于停诊状态,下半年各类医疗机构才逐渐回复正常接诊工作,但接诊时需患者提供一周内核酸检测报告,如住院则还需提供3日以内本院核酸检测报告,且住院陪护人员不能随意更换。这无疑加大了就医过程的烦琐性,很多病症较轻或慢病患者就选择了自我医疗方式。如果必须去医院接受诊疗,往往都是病情较急较重的疾病,同时考虑到高等级医疗机构可以及时提供核酸检测服务,因此直接选择到高等级医疗机构就诊。此外,转诊也同样受到疫情的影响,这也使得转诊满意度有所下降。

(六)不同年龄组运动技能与效果存在差异

科学研究结果表明,积极进行包括有氧运动与无氧运动在内的各种锻炼是保持良好身心健康,减少心脏病、中风、糖尿病、乳腺癌、结肠癌等疾病患病概率的有效方式。现场居民问卷调查结果显示,超过93%的居民都至少掌握一种以上的运动技能,任何运动技能都未掌握的个体主要集中在55岁以上年龄组中。仅掌握传统运行技能的个体主要集中在55岁以上年龄组中,而超五成30岁以下年龄组个人仅掌握现代运动技能,年龄越高掌握运动技能类别越少。2021年与2019年相比,不锻炼人数比例有所下降,其中30岁以下年龄组下降显著。年龄越大,每天锻炼时间越长,达到中等运动强度的人数比例越高,2021年55岁以上年龄组近半成每天锻炼时间都在30分钟以上,超六成个体都达到中等运动强度。居民的运动习惯正在养成,每天锻炼的人数比例正在上升,30岁以下人群锻炼时间和锻炼效果有更大提升空间。

二、健康湖北评估中反映的问题

(一)群众参与的意识不强

参与式民主理论认为,群众的参与意识在普遍的参与氛围中能快速得到提高。虽然在国际新公共管理运动和国内政治民主化的进程中唤起了群众的参与意识,激发了群众的参与期待,但在长期封建传统下形成的对权威的服从意识、僵化的观念不仅使公众形成了对政治权力的顺从和依附性,这也导致了政府部门及其工作人员对于激发群众参与到健康湖北评估活动中出现了热情不高的情况。加之,我国群众在传统观念的支配下很难对政府行为形成普遍的监督,在传统的行政过程中,政府习惯进行自上而下的、单向的行政治理,而群众也习惯于接受政府提供的行政行为。长此以往,群众对政府行为关注不够,参与意识淡薄,没有充分认识到自己在社会生活中的地位和作用。尤其在对健康湖北评估这一活动不甚了解的情况下,群众更加难以意识到自己的主体地位和应有的权利和责任。所以,即使群众在其他主体对健康湖北进行评估的过程中萌生了参与的愿望和要求,也不知道自己是否具有参与的资格以及如何参与。此外,由于群众自身素质的局限和对咨询的掌握程度不高以及对政府各项行为的理解能力不足等诸多因素的影响,现实中群众参与的能力与参与要求不符,致使参与效率较低。

(二)法律法规制度尚不健全

健康湖北评估必须有制度化的保障。群众参与的制度是否完善,程度高低,直接影响着群众参与的广度和深度。制度化的参与是依据明确的制度规范进行的程序化和法制化的参与,群众参与健康湖北评估必须纳入评估的正规环节,从当前开展的群众参与健康湖北的实践来看,其呈现出随意性的特征。说明从制度化的建设上还缺乏法律法规及制度对其进行规范。当前所制定的健康湖北评估的制度主要还是专项活动,离制度化建设的高度还有一定距离。首先,现有的法律制度没有对群众参与健康湖北评估的主体合法性提供制度保障,无统一的法律法规进行规定。其次,对于政府积极推动群众参与的意识、行为也缺乏法律制度性的规定,广大群众参与健康湖北评估的结果无法左右政策的走向。总体上,群众参与健康湖北评估中缺乏与之匹配的法律和制度保障,这样有可能挫伤了群众参与的积极性,无法激发群众参与的责任感和积极性。

(三)信息透明度低

信息公开的程度对群众参与的真实性、有效度和可信度起极为关键的作用。健康湖北评估的过程是一个信息的收集、筛选、处理、输出、反馈的过程,评估的有效性在很大程度上直接取决于信息的数量和质量,对于群众参与健康湖北评估而言,更是离不开高度信息化的支持。由于政府掌握信息绝对权,健康湖北评估的过程和结果具有一定的封闭性和专业性,加之政府出于自我保护考虑,公众参与评估活动的信息公开程度普遍不高。这种信息不对称使群众在健康评估中长期处于信息弱势的一方,且传统体制下政府的许多行为公开程度不太高导致群众无法了解有效的政府行政信息,因此公众缺乏应有的评估信息,使得公众参与健康评估出现一定的误差。本质上,公众参与健康湖北评估既能反映政府信息公开的程度,同时也是健康湖北建设的重要内容。只有加快相应信息公开建设,保障群众充分的知情、参与,才能真正通过群众的广泛参与起到反推政府促进健康湖北建设的作用,不断满足人民群众健康美好生活多样化、差异化和高质量的需求。

保持信息的顺畅沟通和健康信息的共享是顺利开展多部门协同工作的重要前提,也是各部门能够密切配合共建健康湖北的工作机制,同时也是提高工作效率的必要保障。完善信息共享机制,建立信息共享平台也是多部门合作不可或缺的环节。现场调查中发现,不同行政系统间,信息无法共享是常态,即便在卫生健康系统内,信息孤岛现象也比比皆是。例如,基层医疗机构的公共卫生数据系统与临床医疗数据系统就是两个无法对接的系统,实际上两个系统中高血压、糖尿病等许多数据信息基本是一样的,本应整合在一起,但却没有整合,反而需要基层医务人员进行两次操作才能完成信息录入工作。信息共享不足与以下几方面原因有关:①组织结构上没有改变原有的行政体系条块分割的体系结构,部门间的壁垒行政特性仍比较突出,这为横向、斜向间沟通协调带来了极大的障碍,大家各自为政导致信息共享困难。②许多部门还缺乏资源共享意识,或者都要求其他部门的数据和自己对接,而不主动去适用新的工作需求;另外,各部门间也没有建立合适的信息共享平台。③在目前的预算管理体制下,信息设备采购、信息系统开发设计都按不同的程序和规则办理,必然造成多家信息公司同时在不同的体系内各自开发各种数据库。信息共享程度差,还直接导致多部门共同参与的建设项目工作方式单一,难以实现"大健康""大卫生"所强调的系统性、整体性,不能从各个方面同时发力共建健康湖北。

（四）结果评估反馈和改进滞后

健康湖北评估反馈和改进环节是检验评估是否有价值的关键，也直接影响着群众能否持续、有效地参与健康湖北评估活动。评估反馈应充分公开健康湖北评估的真实情况，及时发现健康湖北工作中的不足和问题，改进工作并不断满足公众的要求。只有这样，公众参与健康评估才能真正发挥作用。而当前的评估中往往忽视了这一点，政府未能有效地与公众充分沟通，未能及时改进工作是当前健康湖北评估中面临的一个挑战。

（五）评估能力有待提升

当前我国参与健康湖北评估的主体，无论是作为主导者的政府，还是作为重要参与者的社会公众、社会组织和专家学者，其开展健康湖北评估的能力都有待提高。将健康评估工作委托给掌握专业技术的专业评估机构是世界各国的通用做法。虽然目前我国在健康中国领域也有了类似的实践，一些省、市也成立了专业机构，但这些专业机构只是近年来伴随健康中国建设的开展才诞生的新事物。在多元评估主体中，社会组织尤其是专业技术机构的能力不足是当前评估机制多元主体评估模式确立的最大障碍。目前这些机构建设尚不规范，社会上还没有规范的机构资质认定标准和法律规范。同时，即使是这些专业评估机构，目前也没有形成一套比较成熟的评估体系，没有构建出成熟的评估操作程序、技术方法和全面、系统、综合的指标体系。另外，专业机构由于接受政府委托开展评估，经费主要来源于政府，与政府之间存在利益关系，独立性缺失和过度的逐利行为也使其参与健康湖北评估的公信力打了一定的折扣。

（六）评估过程存在目标冲突与利益博弈

健康湖北评估是贯彻落实健康湖北战略，推进健康湖北建设的重要手段。但在具体的评估过程中，各地、各部门根据各自的工作职责，站在各自立场解读健康湖北建设，有的侧重于传染病防控，有的侧重于健康管理，有的侧重于政策推进等。健康湖北评估的实施，在一定程度上可能影响到各地财政的划拨、权力的分配和责任的划分等核心利益。出于自利动机，在评估程序设计阶段，特别是指标的设置过程中，各地、各部门会尽量避免对自己不利的指标，选取对自己有利的或能突出优势利益的指标，从而有可能导致评估指标的缺失，评估目的转换，指标的曲解和结果的滥用等多种问题的存在。

（七）多部门长效协作机制有待建立和完善

不同部门、组织间合作分为共存、沟通、协作、协调、合作五个层级，从第三个层级开始才是合作的初步建立,主要是以项目为基础开展的合作,是一个资源共享的过程,部门协同最终想要实现的目标是合作,这才是真正意义上共同承担责任与风险、有共同目标的合作,也是最有效的合作。但从现场调研中不难发现,目前健康湖北建设多部门协同尚处于第三层级,主要是建立在特定活动项目基础上的合作,只有短期的任务目标。如因疫情防控,需要各部门协同采取行动,收集、排查、隔离密接个体,各部门合作积极性很高,但对于常规性的工作,或需要长期共同参与建设的工作,协同意愿就逐渐松懈下来。尽管健康湖北全员行动领导小组、健康办为多部门合作建立了一些沟通方式和渠道,但合作的深度和长效性还有待加强。因此,想要有效地开展多部门合作,首先就是要达成目标共识,有了共同的目标才有合作的可能。健康湖北总体目标已经达成了共识,初步具备多部门合作的基础。

应当明确的是除了目标共识外,合作的基础是各个部门职能、责任划分清晰,而且没有交叉重叠。与"大健康""大卫生"相关的政府部门至少有15个,如发改委、财政、人社、民政等。这些部门原则上职能分工是比较明确的,但也存在职责交叉的现象,而且越到基层职能、责任交叉或存在"对接裂缝"的现象越普遍。即便在卫生健康系统内,这种职能交叉的现象也不同程度存在,这就带来了推诿、不协调的隐患。

部门之间之所以需要合作,就是为了互补,是借对方有而自己没有的资源来达成目标,实现合作共赢。访谈中可以明显感觉到,各个部门在开展多部门合作的工作时都希望其与本部门工作内容密切相关,在完成部门本职工作时就可以一并完成协调交办的任务,不需要增加额外工作量,或是通过合作可以减轻本职工作负担为最佳,这样才能充分调动部门合作的积极主动性。健康湖北建设的多项任务都有相同的合作主体,如项目资金管理就主要涉及各地卫健委、疾控中心、发改委、财政局、监察局和审计局,合作的内容主要是加强资金的监督和管理,保证各项资金的规范使用,提高使用效果;健康教育宣传又至少包含各地政府、卫健委、广电局、新闻媒体、教育局、健康教育所和宣传部门等。根据各部门的职能特点,找到合作的切入点,发挥其在健康宣教多部门合作中的作用,是所寻求的理想合作方式,在此基础上,机制的运行才会更加有效。目前的多部门合作未能做好各部门的利益相关性分析,找好恰当的合作切入点,同时也缺乏创新思维。调查中很多部门反映人手不够,工作很难开展。其实,完全可以通过多部门合作实现资源互补,就同一工作大家携手完成正好可以减少人力物力,而不是增加工作任务。

(八)基层资源瓶颈仍存在

我国经济发展不平衡的现象由来已久,在湖北省,经济发展武汉一家独大的现象比较突出,城乡差异仍然较大。这必然也会对健康湖北的整体发展造成一些影响。湖北省早在2011年开始就在全省范围内开展了基层医疗卫生机构达标建设,2013年底开始"美丽乡村"建设,但基层各种资源相对不足的现象在不同市(州)仍然存在。调查中发现,基层医疗机构中学历低、技术水平低、职称低、年龄大的现象并不少见,各中小学校无法招到专职的卫生技术人员任校医、心理医生的现象也比较突出。各地都加大中小学卫生技术人员配备的力度,采用兼职、专项补贴的方式,聘请学校周边各级医疗机构临床医生兼任校医的办法缓解燃眉之急。但调查发现,这种仍难以持久,主要原因有二:一是基层医疗机构的专业技术人员本身就十分缺乏,公共卫生服务提供数量激增,自身都应接不暇;二是即便有数千元的补贴,但横向比较校医的收入仍然偏低,而且职业发展受限,故难以招到合适人员。人手不足的现象在基层疾控、卫健、政府部门也同样存在。此外,健康湖北许多工作的开展都需要相应资金支持,而很多资金主要靠地方财政支出,县和乡、镇财政收入往往不足,这些都构成资源瓶颈,抑制了健康湖北建设的开展。

第七章
健康湖北战略实施建议

一、关于健康湖北综合评估的建议

(一)提高对健康湖北监测及评估重要性的认识

健康湖北建设是一个长期的、动态的和不断改进的过程,若没有一套合理的监测评估系统来对阶段性的成果进行评估,就会存在问题,很难达到预期目标。因此,要提高对健康湖北评估重要性的认识。第一,监测及评估体系应能对建设过程进行控制预警。若出现与预期目标不同的情况,应能根据评估结果及时纠偏,以免造成不必要的损失。第二,评估体系应能合理对健康湖北的组织结构、筹资等初始指标,建设有效性、效率等中间过程及建设结果如满意度、健康改善进行评估。第三,评估系统可以用来作为构建下一阶段健康湖北建设目标的依据。健康湖北建设的完成情况只有通过评估才能明确并确立新的目标。第四,只有建立有效评估系统才能保障健康湖北的可持续发展,即提出问题,解决难点,提出建议从而更好地推进健康湖北建设。

(二)以群众健康为核心目标,制定相关法律法规

《"健康湖北 2030"行动纲要重点任务分工方案》(鄂政办函〔2017〕50 号)明确指出"为提高规划的权威性和实施的强制力与约束力,要建立规划实施的监测评估机制,及时发现规划实施中存在的问题,加强督导和纠偏,及时研究解决办法,并建立问责制,确保规划目标的实现。"

建议要以维护公众健康为目标,基于健康风险防范为基本原则,将健康评估融入地方立法。健康评估立法是评估成功实施的重要保障,通过立法完善健康评估管理体制,

识别优先保护领域,建立风险沟通机制,促进健康信息的公开,能进一步推动健康相关政策的有效实施。同时,立法应能促进公众和社会的全面参与,建立健全群众参与的法律制度体系,保障公众在参与健康评估的全过程受到法律法规的保障和支持。当然,立法更需要建设法治政府,政府推动的评估工作都必须纳入法制化、规范化的轨道,建立起涵盖全社会、全方位的法律法规制度体系,才能使健康湖北评估工作向制度化和规范化迈进,才能保障健康湖北评估的结果造福于全省人民。

(三)充分发挥政府的主导作用

健康湖北评估机制作为政府推进健康湖北建设的重要抓手,其建立和运行必须充分发挥党和政府的主导作用。这一机制已引起湖北省政府和相关行政部门的高度重视。如《2018年湖北省卫生计生工作要点》(鄂卫生计生办发〔2018〕3号)要求全面实施健康湖北战略,深入推进健康湖北建设,健全健康融入万策的制度保障。发挥推进健康湖北建设的牵头部门主责作用,建立对市(州)、县(区)的评估机制、考核机制,推动各项工作落实。

但总体来看,健康湖北评估由于新冠疫情等相关因素的影响还亟待进一步地深入推进。需进一步统一思想认识,切实加强组织领导,尽快出台有关政策意见,深刻认识建立实施健康湖北评估机制的重大意义,进一步明确各级党委、政府在建立实施这一机制中的主导地位,并将其作为重要内容纳入各级政绩考核,使开展健康湖北评估成为各级各部门的自觉行动。同时也要引导各级各部门牢固树立以人民为中心的思想,明确开展健康湖北评估的根本目的是促进社会经济的平衡、充分发展,促进劳动力改善,践行新发展理念,让人民群众更有获得感、幸福感。

(四)加强对监测及评估的组织领导

健康湖北建设涉及多部门协调配合,而健康湖北监测及评估是一项长期的、涉及面广的、科学细致的工作。为了使健康湖北监测及评估工作能长期有效地进行下去,有必要建立健康湖北建设监测及评估专项领导小组。一方面,领导小组要负责牵头协调各相关部门上传健康湖北监测及评估指标数据,并适时组织开展健康湖北监测及评估。另一方面,在领导小组的组织领导下,落实专项经费,建立监督评估机制,充分发挥相关部门的工作积极性,协调配合领导小组开展监测及评估工作,促进互相学习、创新提高,并共同解决健康湖北建设过程中存在的问题。

(五)完善健康湖北监测及评估工作机制

1. 明确健康湖北评估的步骤及过程 健康湖北评估必须有明确的步骤及过程。健康湖北监测及评估需要收集大量的数据资料,涉及相当数量的相关部门,需要部门之间进行纵向和横向协调,因此在开展监测评估之前需要制定监测评估计划,明确健康湖北监测及评估的过程,以此来保障健康湖北监测及评估的顺利开展。

2. 进一步完善健康湖北建设相关部门联动机制 建立健康湖北建设相关部门的联动机制,是健康湖北建设成功的保障之一,也是开展健康湖北监测评估的必要前提。一方面,健康湖北监测及评估指标涉及了各行各业的数据材料信息,需要相关部门加强合作,互相配合,才能收集到监测及评估所需的完整信息。另一方面,健康湖北建设不仅仅是卫生部门的责任,还涉及城镇建设的所有相关部门,对健康湖北建设开展的监测及评估,加强部门相互之间的沟通和交流同样如此。需要建立联动机制统一协调、管理,明确职责,整合资源、统筹力量,以保障监测评估的开展。

3. 建立健康湖北监测及评估工作管理机制 健康湖北监测及评估是一个复杂的、长期的机制,如何建立一套适合各个层次的健康湖北监测及评估管理机制需要认真研究。信息系统的建立可以为健康湖北监测及评估提供工具和手段,不断改进监测及评估服务措施。一方面,加强对监测及评估人员的管理培训,培养专业素质,提升监测及评估水平。另一方面,定期对各地进行监督评估,横向比较工作进展,总结表彰先进经验,促进互相学习、创新提高,全面深入进行健康湖北监测及评估。健康湖北监测及评估的根本目的是改进人民健康水平,促进健康湖北建设,强化动态监督和管理,推动各地建立健全长效的管理机制,不断巩固健康湖北建设成果。

(六)推动健康湖北评估主体多元化

政府在健康湖北全民行动计划中的主导作用,不代表政府全面发挥万能主义作用。当前,健康湖北建设主体与风险评估主体重合、集运动员和裁判员于一身。健康湖北引入社会力量参与评估、实现评估主体多元化是破解这一矛盾的有效方法。

1. 健康湖北引入专业评估组织 健康湖北全民行动计划的开展,要积极建立包括政府机构在内的各类组织和社会成员参与健康城市建设组织框架。在具体执行过程中既包括政府,但又不限于政府,私营部门、非营利组织都应该参与其中。纵观政策评估开展得比较好的西方发达国家,无不有相对完善的评估组织,政府和民间有许多评估机构,这些机构拥有大量专业的政策评估人员,他们独立地开展评估工作。针对包括健康评估在内的政策评估现状,一是建议规范、健全官方的政策评估组织,强化其包括健康湖北评估、健康影响评估在内的政策评估职能,把政策制定和政策执行分别交由两个相互分开的机构独立履行,使其各司其职,各负其责。二是大力发展社会评估组织,并使之逐渐成为政策评估的重点,尽可能保持评估的公正、客观。社会评估组织通常具有专门知识和社会关系广泛两大优势,更容易进行社会沟通,了解民意,因而可以获得官方评估组织无法获得的信息。其评估人员因中立的社会地位相对更容易保持公正、客观的态度。三是社会评估组织也需要政府的大力支持,重视其评估结论,建立有效的激励配套措施,鼓励社会大众积极参与,引导报纸、杂志和电视等新闻传媒积极参与公共问题的发掘与公共政策的评估,保证其工作免受政府干扰。

社会组织参与健康湖北评估的过程,实际上是社会组织作为社会治理主体的健康湖北实现过程。各级地方政府在实施健康湖北评估的过程中,要注重发挥各类社会组织反映公众诉求、监督规范行为、提供专业服务的作用,进一步促进风险评估专业化、规范化,确保评估结论的公平性、公正性,形成政府与社会力量良性互动的工作格局。

2. 要建设专业化的评估人员队伍　健康湖北评估是一项专业性很强的工作,各级地方政府资源有限,不一定具备健康湖北各个领域的专业人才,仅凭自己的力量开展评估是不够的,也容易导致形式主义等问题。为保证评估结论的科学性,各级地方政府应组建强有力的评估专家库,邀请相关领域的专家、学者担任长期顾问,组成若干个专业评估小组。积极组织专家参与健康湖北评估方案制定、专项评估实施、风险预案制定以及后期跟踪监督等过程,为健康湖北评估提供科学、客观、全面的依据。必须加强对评估人员的教育、培训,使其掌握政策评估的科学理论和相关技术方法,加强官方评估人员与非官方评估人员的交流和合作,最大限度地实现信息共享,把理论评估与决策现实有机统一起来。

(七)完善群众利益诉求机制

当前,群众的权利意识正在逐步觉醒,但群众的健康利益和需求方向难以得到有效的满足。长此以往,群众的不满情绪和被剥夺感日益增强,就会与"二十大"提出的在高质量发展中保障和改善民生,不断满足人民对美好生活的新期待的目标背道而驰。因此,必须要有一套完善的群众利益诉求表达机制。目前,各地群众诉求渠道五花八门,最缺乏的其实是健康湖北落实和反馈,因此,要加快建立统筹管理群众利益诉求的平台,尤其要健全健康湖北建设和评估的信息反馈机制,确保群众发出的每一个声音都受到关注、反映的每一个问题都得到回应,使公众有效参与到影响他们生活的公共决策过程,从而有效掌控社会安全阀。政府部门应当鼓励健康湖北业内人士、监管对象和相关专家主动发挥对风险评估的监督作用，广泛征求业内人士、监管对象和相关专家的意见及建议。

（八）推动评估决策过程透明化

健康湖北信息公开是群众有序参与政治的重要实现形式，是充分调动人民群众支持发展、服务发展的积极性和主动性的重要方法，是构建社会主义和谐社会的应有之举。专家和专业机构的评估结果要接受广大人民群众的检验，人民群众感受到健康湖北带来的获得感和满意度的提升是检验健康湖北建设的重要标志。只有构建人民群众参与的共享畅通型的信息机制才能保障实现政府与群众充分有效的沟通，将对应相关的健康湖北的结果信息传递给公众以期得到相应的反馈和评价，从而更好地推动健康湖北工作的改进和进一步实施，人民群众才能及时了解健康湖北政策与活动的真实数据，才能做出客观公正的评价，才能保证评估过程的科学性和评估结果的真实性。

因此，各级党委政府应牢固树立开放决策意识，建立健全健康湖北信息公开机制；进一步规范公开渠道，积极在地方报刊、门户网站设立健康湖北信息公开固定专栏，及时发布健康湖北建设和评估信息；进一步明确公开内容，凡不涉及国家秘密的，按照规定及时披露，将事关群众切身利益的健康结果改善等重要信息全面公开到位，让人民群众知晓、满意。

（九）构建评估的制度体系

以群众健康为核心，建立评估的全过程管理制度体系。建立以评估为基准的规范和标准制度，开展培训，使评估制度化。发展政策评估事业除了思想上的"软约束"之外，还需要辅以制度法规的"硬约束"。制度意味着减少弹性，增加规范，这是使政策评估工作真正成为政策过程的一部分的必要保障。政策评估的制度化主要包含三个方面内容，首先，实现政策评估的程序化。把评估列入政策过程之中，除象征性或符号性的公共政策外，通过制度规定每项政策最终都要进行程度不一的评估。其次，建立政策评估基金，解决评估经费来源问题。政策评估是一项庞大而复杂的系统工程，需要充足且持久的财政支持，以便组织各方面专门人才，收集大量信息，开展评估工作。最后，重视评估信息的反馈和评估结论的消化、吸收。政策评估的结论必须与相关人员的奖惩直接联系起来，真正实现政策过程中的责、权、利相统一。评估结论不仅提供有关政策的长处和改善机会的信息，而且提供政策的弱点和不足的信息。这些信息应该为重新评估、调整政策目标和后续政策的制定服务，使评估真正起到促进决策科学化和合理化的作用。

(十)科学选取指标

指标的选取要考虑科学性、全面性、针对性和数据的可获得性。一是在以科学性为原则的前提下,全面考虑地域、文化差异等因素,综合共同特征量,使评估指标体系在纵向和横向上都有可比性,切实体现评估指标体系的优势。二是具体指标的选取要针对健康湖北工作的重点、要点,并且易于获取。要根据我省实际情况进行指标的删减、添加和修正。三是要考虑到健康湖北数据的可获得性,选取的指标尽量是可以通过相关部门发布的公报、年鉴或日常统计工作获取的数据,少数需要通过专项调查获得的数据也要考虑到数据获取的可行性和可操作性。四是尽量选择基础的、可量化的、较易获取的指标。

(十一)科学运用监测及评估指标体系

1. 动态调节,及时传递 紧密结合健康湖北建设工作要点,注重监测及评估的动态性,实时调整相关指标,加强相关部门信息报送。健康湖北建设是一个持续不断的过程,不同的阶段建设重点有所不同,因此监测及评估的重点也有所不同。随着健康湖北建设重点的改变,监测及评估指标及其权重也应该根据实际情况进行合理的调整,以适应当下的健康湖北建设评估。此外,在健康湖北建设过程中,各部门要加强报送健康湖北建设工作的进展情况信息。运用监测及评估指标体系时,根据相关部门及时报送的健康湖北建设现状,紧密结合当前的健康湖北建设工作要点,及时调整监测及评估指标,充分反映当前的健康湖北建设成效。

2. 监测评估常态化 充分利用信息化手段,形成监测及评估常态化。随着互联网的快速发展,信息化建设已经越来越多地渗透到各种管理之中。信息化管理不仅可以提高管理工作效率,改善决策质量,还可以打破不同地区间、不同人群间的时间和空间限制,规范、透明、高效地提供管理和服务。因此,建议充分利用信息化手段,建立一个省级健康湖北建设管理平台,各相关部门将健康湖北建设工作进展的相关数据上传到信息管理平台,运用监测及评估指标体系对各地区健康湖北建设进行常态化评估,并及时反馈给各相关部门以发现建设过程中存在的问题和动态调整健康湖北建设重点工作。

3. 合理运用监测及评估结果 一方面,应该客观地看待健康湖北监测及评估结果。健康湖北的监测及评估的目的是了解健康湖北建设的现状,发现建设过程存在的问题或难点,并及时调整建设进度或建设方向以实现"大健康"。但如果片面地根据监测及评估的结果来进行决策,或者不将监测及评估结果应用于实际,都会失去构建监测及评估指标体系的意义。另一方面,要合理地运用健康湖北监测及评估结果。在对健康湖北建设效果进行评估的时候,应该根据监测及评估的结果,结合现场调查、专家咨询等各种方法来了解实际建设状况、全面衡量建设成效。

二、关于推进健康湖北建设的建议

(一)创新理念观念和思路推进健康湖北建设

建设健康湖北迫切需要创新卫生健康工作理念、系统观念、工作思路和工作方法。需要靠社会整体联动,树立"大卫生""大健康"发展理念。要在全社会加快树立"大健康"发展理念、"大健康"意识,形成"大健康"的环境氛围,加快转变卫生健康工作重心,推动"大健康"管理体制和运行机制创新。要从健康影响因素的广泛性、社会性、整体性出发,树立系统观念,把全面推进健康湖北建设作为一项系统工程来推进卫生健康领域系统治理。必须树立系统观念,号召全社会共同推进健康湖北建设以适应新时代卫生健康事业发展的需要。把以治病为中心转变为以人民健康为中心,建立健全与以人民健康为中心相适应的卫生健康服务管理体制机制,为不断提高人民健康水平提供制度和能力保障。

(二)强化组织领导和政府的主导作用

虽然针对健康湖北行动成立了健康湖北领导小组,全省各市(州)卫生局均设立了健康办。但在具体的推进过程中,应强调政府在建设健康城市过程中的主导作用。重塑健康湖北综合性协调机构,以协调健康湖北建设过程中的利益冲突,使其能够正确引导各地、各部门持续地朝着提升群众健康美好生活需要的目标发展。为了增加协调机构的权威性和代表性,建议各市(州)的健康办设在当地政府,由市长或分管副市长担任主要负责人,并以政府主导,打破各个行业和部门的条块分割,将环保、卫生、交通、规划、社区代表、私人组织等纳入其中。在健康湖北行动计划的决策和执行过程中,各方利益都能参与其中并争取权益。决策过程中发生利益冲突时,可以通过圆桌会议、听证会等方式进行协调,有效解决涉及多重领域、多种人群、多项利益的健康湖北建设问题,保证健康湖北的建设和开展有坚强的组织领导。

(三)完善和强化法律保障

健全且强大的法律制度是国民健康的有力保障。在健康中国战略背景下,湖北省应敢于突破,敢于创新,完善相应的卫生法律法规,加强重点领域法律法规的立法和修订工作,健全健康领域标准规范和指南体系,进一步突出人民健康优先发展战略,进一步体现

"大卫生""大健康"理念,进一步规范群众的健康权利和义务,进一步明确各个政府职能部门对于维护和促进群众健康的责任,推动和保障健康湖北战略的实施。要健全监管法律法规,进一步完善可操作性强的监管制度,进一步明确和强化政府健康领域的监管职责,进一步建立全方位、全过程、全行业相结合的监督管理体制,做到无缝对接、严密科学,全力保障人民健康。

(四)全民参与助力健康湖北建设

积极动员社会力量参与健康中国行动,相关群团组织、社会组织也积极利用优势,从家庭、企业等"健康细胞"切入,大力倡导健康生活方式。

健康湖北需要政府、社会、个人的共同参与和合作,必须"全民参与,共建共享"。WHO发布的健康公式显示,100%健康等于60%生活方式、17%环境、15%遗传和8%卫生服务。因此,推进健康湖北建设,必须发挥人民的主体地位。一是要主动提高自身的健康素养,健康素养是健康湖北的根基。要加强学习,不断提高,使个体具有鲜明的健康意识、充分的健康知识,拥有提高自身健康的能力。二是要主动加强健身锻炼,全民健身是全体人民增强体魄、健康生活的基础和保障。广大人民群众要积极参与到健康锻炼中,不断提高健康素质。三是要主动养成良好的生活方式,全民要自觉形成良好的行为习惯和生活方式,做到生活有规律,讲究个人、环境和饮食卫生,积极参加有益的健康文体活动等。四是要主动参与健康组织的创建,每个人要为健康城市、健康社区、健康乡村、健康家庭的建设献策献力,做到"人人参与、人人尽力、人人享有",从而不断夯实健康中国建设的基础。

(五)预防为主,发挥公共卫生的作用

健康湖北建设的核心是预防为主,预防是最经济、最有效的健康策略。要坚持"大健康"的健康理念,不断提高健康状态,提升健康水平。培养健康理念和健康行为,促进国民形成良好的健康习惯。要高度重视慢病预防和健康管理,控制疾病发展态势,最大程度地减少患病人群。坚持预防为主,倡导健康的生活方式,减少健康危险因素。要重视人群的心理健康教育,大力加强群众的心理健康知识教育和心理疾病科普工作,广泛开展心理健康进单位、进社区活动,减少心理对疾病的影响,促进人群的身心健康。要提高防治疾病、筛查疾病的能力,强化全民的公共卫生服务,加强重要传染病的防控,降低这类疾病传染的范围和危害。公共卫生在健康湖北建设中有着不容忽视的作用,要把预防作为主要的发展方法,有效地减少疾病发生率,降低发病人数,降低患病率和死亡率,从

根本上降低疾病发生的可能性。

（六）完善激励与考核机制

健康湖北的发展需要政府的大力推动,也离不开制度层面完善的激励机制。为了保障健康湖北的长效实施,完善的激励机制是必不可少的。建立有效的激励机制一方面能够促进各级政府层面的重视,加大资源投入力度;另一方面有助于避免健康湖北成为一种运动式的治理。首先,应强化组织层面的激励机制。推动省委省政府扩大考核范围,将健康湖北的考核纳入各级单位、政府的日常考核之中。其次,强化基层激励。基层政府和社区是推动健康湖北落实的重要抓手,健康湖北的实施必须给予基层强有力的激励措施。最后,推动社会激励。作为全民性的社会公共活动,必须通过社会力量的参与和合作才能将健康湖北落到实处。社会力量的投入不仅能够补充政府投入的不足,而且能够灵活、因地制宜地实现项目执行中的创新。因此,必须创新激励机制,鼓励各类社会力量参与到健康湖北的建设中。

（七）重视执行中的公平问题

健康问题的解决还涉及经济社会发展的整体水平以及社会公平正义的基本情况。健康湖北建设的目标之一是降低社会不公平程度,"大健康"的理念和内涵也将社会各群体之间健康资源的公平性分配作为重要内容之一。经济发展水平较高的地区健康水平起点也高,同时也获得了更多的资源投入;经济欠发达地区的健康水平相对较低,却难以得到更多的资金和资源投入。健康湖北的实施要从总体上提升我省的健康水平,在具体的推进过程中,需要对不同城市群体进行区分,加强对社会弱势群体的政策倾斜和关照。在资源有限的情况下,优先考虑社会弱势群体的健康问题和健康需求可能会更有利于计划总体目标的达成。

（八）加快中医药科技创新,助推健康湖北建设

1. 加强中医经典传承和创新 要加快实现中医古今医案和文献资料的数据化,通过大数据技术对古今名医名家的医案和古今文献进行收集和归纳;要发展和运用好经典名方,让经典名方更好地服务于健康湖北建设;要加强中医经典理论传承,促进中医药创新发展;要深入开展名老中医经验传承研究,实现名老中医治疗疑难病临证经验的数据化,建立"病-证-法-方-药"数据库,深入开展中医经典传承研究。

2. 加强中医药适宜技术研发和应用 建议深入挖掘整理中医药原创适宜技术和方

法,做出标准规范,加强宣传推广;大力发掘中医药治未病、慢病管理、康复、养生保健类适宜技术;加强针对一般人群和儿童、妇女、老年人等特定群体的中医药适宜技术研发,创新和发展中医药健康服务内容和形式;加强预防和治疗心脑血管疾病、感冒头痛、落枕、颈椎病、肩周炎、痛经、腰肌劳损等常见病、慢病的适宜技术研发和推广运用,以满足不同人群的健康需求。

3. 加强多元化中医药人才培养,为健康湖北建设提供创新人才 要根据中医药学科特点和中医药创新型人才成长规律,完善中医药人才培养机制;要加强中医药与其他学科交叉融合,培养中医药复合型高水平人才,加强中医药高层次基础研究人才培养和基层中医药人才培养。创新基层中医药人才培养模式,使优秀的资源能够向基层倾斜,培养更多的基层人才;建设一批"学经典、用经方、传经验"培训基地,推广中医药技术方法,提高基层中医药服务能力。

(九)强化多部门合作

有效开展多部门协作共建健康湖北,离不开公共政策的支持与引导,而政策的落实往往需要法律的保障才能达成预期效果。澳大利亚政府在《阿德莱德将健康融入所有政策宣言》中,提出政府可以考虑通过立法,将"将健康融入所有政策"作为一项国策,欧盟已将这项政策法制化。美国纽约市在慢病防控工作及芬兰"北卡"项目开展过程中,政府及有关部门颁布了一系列的法律法规,通过强制执行和全社会参与的方式,营造了社会各组织共同促进健康的社会环境。我国在这一方面也取得过一些成功的经验,如在控烟方面,2005年我国在签署了《烟草控制框架公约》后,控烟方面已取得不错成效。多部门协作并没有一个固定的模式套路,是一个在实践中不断根据现实情况探索、完善的过程。一般可从领导机制、保障机制、信息共享机制、督导评估机制和激励问责机制几个方面进行思考。多部门协作的每个过程都必须遵循一定的选择依据或环节,才能有效完成各自的任务。各个过程是关联递进的,只有各个环节都真正奏效发挥作用,多部门的协作才可能有效。而每个环节的机制建立和运行也并非孤立的,它们之间是彼此关联、相互依存的,做好每个环节的机制建设,才能实现多部门协作的长效性。

鉴于健康湖北建设中许多事项都与公共卫生有关,可以采用风险沟通方法实现信息共享。风险沟通是一种信息沟通的形式,它鼓励各利益相关部门的成员在一起讨论,为满足各参与部门的需求,共同商讨制定工作计划,探讨问题解决方案,促进各部门之间的信任并达到目标共识,实现多部门协作共赢。同时也有利于避免各部门间相互推卸责任和回避风险,解决部门间利益冲突,可以促进多部门间建立有效合作关系。寻找恰当的契机与方式同各部门进行风险沟通,达成利益共识并针对具体部门提出开展工作的具体方案,这样既明确了工作职责,又减少了部门间的摩擦。

良好的监督是保障多部门合作长期有效开展的重要举措,应就工作阶段目标、内容、形式、任务、监管、评估、问责和激励等方面做好顶层设计,通过顶层设计,建立起长期有效的多部门合作工作机制,调动各部门工作的积极性。为此应成立由政府牵头,各部门选出的资质合格的督导代表以及学术界有关专家组成的督导小组,定期或不定期组织开展督导工作,及时记录整理督导评估结果,并反馈给被评估部门,对做得好的工作给予公示表扬,对发现的问题及时指出并进行指导。督导小组应定期召开督导总结会议,讨论存在问题的解决办法,汇总优秀的实践经验。

(十)针对不同居民特点开展健康宣教

开展全民卫生健康宣教是健康促进的核心工作之一,居民普遍了解疾病及其危险因素的相关知识,知晓养成健康的生活习惯是维护健康的关键。最常见的卫生宣教方式是社区举办形式、内容各异的讲座,活动均是面向老年人,或是时间、内容等安排上更适合老年人,忽视了相对年轻的职业人群。可以考虑根据各类人群特点,有针对性地安排干预活动,如在周末或节假日开展以家庭为单位的相关活动和知识宣传,体育部门、广电总局及相关媒体等应与卫生健康部门积极合作,不仅要提高人们疾病预防和健康生活的意识,更要促进整体人群健康行为的改变。新冠疫情发生后,各部门充分利用网络传播快捷便利的优势,利用电视、手机、电脑等媒介开展了各种形式的健康宣传教育。但这些形式的宣教多以单向沟通为主。同时,受制于疫情防控需要,居民在医疗卫生机构逗留的时间都受到一定限制。因而居民个人的咨询服务需求难以得到满足。尤其是老年居民,他们操作手机、电脑不熟练,获取资讯、与专业人士沟通十分困难。此外,网络信息也存在一定鱼龙混杂的状况。因此报告期健康知识普及满意度偏低。

健康宣教手段、形式不能千篇一律,须根据不同人群的特点采用不同的方式。文化程度低、年龄大的人群健康素养相对不高,他们是健康教育的重点对象。这类人群已形成固有的生活习惯,对新事物接受较慢,宜通过社区宣传栏、短信等传统媒介进行高频次宣教,条件允许时还可举办健康讲座、义诊等面对面形式宣教。基层医疗机构和社区比较适合承担这一职责。针对中青年人群喜好上网、频繁使用手机的特点,可以借助网络科技创新健康宣教手段,采用微信、App等各种方式弥补新冠疫情对正常沟通带来的不便。针对现实网络中存在各种健康资讯良莠不齐的现象,各级政府可建立省、市一级健康官方媒体平台,根据居民需要提供各种类型的资讯,并开设在线互动功能,满足个性化健康需求，以及人们日益增长的自我医疗需求，提高官方媒体平台在居民中的占有率和公信力。同时加强网络健康信息的监管，及时清查各种不实信息。宣教中除突出居民欠缺的基本急救知识、传染病防控知识外，还应强调健康是社会、家庭、个人共同的责任，培育发展健康维护中个人、家庭、社区联动关系，提升公共卫生服务最终效果。

（十一）强化基层社区的功能作用

现代医学证明人们的生活形态是导致一些疾病发生的重要原因，如何通过改变人们的生活形态以减少特定疾病的发生成为健康促进的主要内容。通过从人们日常生活紧密联系的社区入手，对环境、氛围、设施进行合理改造，以达到改变人们健康理念，促成健康生活方式的养成，实现全民健康的做法已被普遍认同。基层社区在全民健康中的功能早在1978年WHO阿拉木图宣言中就有所体现，为达到2000年"Health for All"的目标，WHO就指出，强化社区组织的功能，以创造有益健康的环境。自20世纪70年代开始，以推动运动健康为主要内容的社区健康营造（community health development，CHD）就在西方发达国家兴起。所谓社区健康营造是指经由评估、社会调查等方式，量身打造符合社区的介入方案，以社区体育、社区卫生保健等多重策略方式，经由教育、社区组织、健康策略等多种组织、方式与渠道，协助社区推动大众实现并维护健康的相关活动体系。我国台湾地区1999年开始推动实施"社区健康营造"计划，经过二十余年的发展已经取得不俗的效果，吸烟率、槟榔致癌认知率、过重及肥胖率、高血压、糖尿病等慢病都得到不同程度的控制。许多医界人士认为社区健康营造能弥补以往慢病防治中因缺乏民众参与而导致的成效不彰，改变以往"重治疗、轻预防"的医疗困境，有助于民众健康生活水平的提高。

我国基层社区居民委员会、村委会作为社区居民自我管理、自我教育、自我服务的基层群众性自治组织，在居民中拥有极高的公信力和知名度，是政府各部门联系人民群众的桥梁和纽带，完全可以在健康湖北建设的各项任务中发挥重要作用。许多活动的开展需要通过社区居委会的协调组织，发挥社区领袖人物、志愿者、民间组织等的号召力，开展健康教育宣传活动。应鼓励社区中有影响力的人物成为健康生活方式的倡导者和模范代表，从而影响整个社区居民的参与，创造良好的社区环境和倡导健康生活的氛围。从社区居委会健康相关活动的组织开展和社区居民的评价感受中可了解到政府部门工作的开展是否真正落实，哪些还有待改进。因此，它还可作为有关工作的监督者和评价者。比如，在访谈中了解到社区居民对体育部门积极打造健身场所，指导并开展群众性体育活动的工作十分认可，但在社区安排的体育指导员未完全尽到指导和协助社区开展群众性健身活动的职责,提示我们体育部门应加强对派出的体育指导员的培训、监督考核工作,保障工作的真正落实。

(十二)加大社会帮扶力度

随着健康湖北全面推广,开展的项目越来越多,规模越来越大,原有的经费、补助、预算标准已无法抵补支出。由于地方财力有限,资金无法到位现象时有发生,相关活动内容和进程受到影响。基层医疗卫生机构、体育部门、社区、学校等各类基层组织专业人员缺编、薪酬低的问题突出;有些岗位工作人员甚至只有志愿者身份,工作无底薪。学校、企事业单位卫生技术人员职称晋升困难。为纾解农村、经济欠发达地区基层专业技术人员结构老化、数量不足的困境,恩施、宜昌等各地试行基层医师委托规培、村医定向培养等制度,但效果还有待观察。潜在的风险可能有,山区和偏远地区农村以留守人口为主,服务对象数量少,无法形成规模效应,服务成本高;民营医疗机构、企业薪酬更优,违约离职极可能发生。多种因素叠加,基层专业技术人员人才逆向流动、服务能力瓶颈等现象突出,这与金真、杨茜(2019)的研究结果一致。调查发现,各地健康办成立时间都不长,人员1~2名,具体工作模式还在摸索之中,全盘统筹规划、协调各项工作全面开展还有一定难度。体育、教育等其他部门也都存在类似的现象。经验、能力的缺乏还表现为公信力、创新力不够。开展专题活动时找不到牵头单位,好的想法不知如何付诸实践。

上级政府通过转移支付、专项拨付等加大财政投入手段,是阶段性解决建设经费不足的重要手段。但从长远来看,地方政府需以健康湖北建设为路径,夯实本地区发展基础,创新发展模式,寻求新的增长方式,发展壮大自身经济实力才是解除经费不足的根本之道。政府部门应该意识到相对无限增长的公共需求而言,资源稀缺的刚性永远存在。提升能力和资源利用效率是解决资源相对缺乏的重要手段。能力提升重心应是如何有效吸纳、整合和配置各种内外资源,提升政府治理能力。甚至让具备成熟的管理经验和营运能力的企业直接与基层部门合作,提高基层部门能力,共同促进健康事业的发展。

附录 A
国家健康战略综合评估综述

一、国外相关国家健康战略简介

从20世纪70年代开始,为将预防作为健康促进的重点,提高人们生活和生命质量,提升财政支出的效率和产出比,美国卫生事业重点开始从治疗向预防转移,在全世界范围内率先把健康列入国家战略,并开始研究制定"健康公民计划";从1980年开始,每10年推出一个"战略计划";包括《健康公民1990:促进健康、预防疾病》《健康公民2000:促进健康、预防疾病》《健康公民2010:了解和改善健康》和《健康公民2020:实现测量进展的目标和消除健康差距》(以下分别简称《健康公民1990》《健康公民2000》《健康公民2010》《健康公民2020》),有效提高了公民的健康水平,对美国社会生活产生了巨大的影响。

美国的国家健康战略以10年为一个周期,并不断根据社会经济发展调整其战略目标。《健康公民1990》仅强调特定人群健康水平的提升,后面三期逐渐关注健康不公平现象和社会环境因素对健康的影响;《健康公民2000》提出"所有美国公民都可以获得预防性的卫生保健服务",《健康公民2010》则取消了这一项,并将"减少健康不公平"改为"消除健康不公平"等;《健康公民2020》首次引入健康的社会环境决定因素模型作为指导框架,并将"社会和物质环境"纳入战略目标。美国"健康公民计划"从关注重点人群开始,不断扩大增加,逐渐覆盖全体公民的整个生命周期;以个体及遗传因素、行为生活方式、卫生保健服务、社会环境因素和自然环境五大类健康影响因素作为分类框架总体结构,美国除在《健康公民1990》中未包含自然环境因素外,其余三期均涵盖了五个方面的健康影响因素;各期具体战略目标逐步扩大,从《健康公民 1990》的 15 个上升到《健康公民 2020》的 42 个;内容上持续关注及动态调整,美国四期健康战略都强调了妇幼健康、控烟限酒、药物滥用、营养、疾病健康、免疫接种、职业卫生、食药安全、事故预防和伤害控制等内容,且内涵不断丰富。

《健康公民 2030》战略在《健康公民 2020》的基础上重点更加突出,关注政府部门协作,并提出三类发展目标。《健康公民 2030》还将健康相关的社会决定性因素分为出生、生活、学习、工作、娱乐、信仰和年龄等环境条件,这些条件会影响广泛的健康、功能和生活质量结局和风险。每隔五年,美国国家卫生统计中心都会发布"健康公民"战略实施的中期报告和终期报告,综合评估健康战略实施效果,在前健康战略基础上调整,提出新的、有针对性的健康战略,并通过多政府部门和公众的共同参与以确保健康战略的顺利实施。

美国国家健康战略的特征体现在注重发挥国家不同部门和组织间的统筹与协作;把身体活动与健康促进作为国家健康战略的重要指标;强调健康公平,注重社区健康;凸显健康战略目标的可测量性和网站平台的便捷性;注重健康战略目标执行的有效性与评估的科学性。

日本在 1978 年和 1988 年先后制定了 2 次增进国民健康的十年计划。进入新世纪,日本为应对人口快速老龄化和医疗费用负担沉重等一系列问题,开始继续实施第三次国民健康运动(2000—2010 年),即《健康日本 2010 计划》,把减少壮年期的死亡、延长健康寿命、提高生活质量、实现所有居民的身心健康、建立有活力的社会等作为主要目标。2015 年,为应对迅速加剧的人口老龄化、少子化和医疗环境巨变,日本又提出了《健康日本 2035——通过医疗卫生引领全球》,即《健康日本 2035 愿景》,旨在构建一个面向未来 20 年、适用于全人群、有助于日本经济增长和财富稳定的医疗卫生体系,转变现有的医疗保健模式,推动每个人发挥潜能,关注自身健康,实现"健康日本"。

英国国家健康战略的制定始终围绕着 NHS 的改革与发展进行。2001 年,英国卫生部门启动了"寻求未来健康"的中长期战略研究,2010 年发布了《健康生活,健康国民:英国的公共卫生战略》,印发了《英国公共卫生成果框架 2013—2016》,明确了提高预期健康寿命、缩小不同社区之间预期健康寿命差异的公共卫生服务目标,为保护和促进全生命周期健康、减少健康不平等奠定了基础。

加拿大自 2001 年起成立了未来健康委员会,开始开展国家健康战略研究。在发布《构建价值:加拿大未来医疗卫生体系》健康战略报告的基础上,基于加拿大卫生发展状况,卫生部提出了国家健康战略的愿景、目标和具体的实施方案。其中,将提高全民健康水平、多部门参与提升公立医疗机构和卫生系统的绩效、强化居民健康意识与健康责任等作为主要目标。

俄罗斯为实现经济社会的可持续发展,把维护和加强公众健康作为公共政策的优先事项之一。2008年12月,俄罗斯联邦总理普京签发了《俄罗斯联邦国民健康2020规划》,总体目标是建立一个可持续的制度,对各种疾病进行及时有效的预防和治疗,提高全体公民健康水平,为经济社会发展提供基础支撑。

为了能给欧盟所有地区处理现有的和即将到来的卫生和健康问题提供切实可行的路径、适宜的治理措施和有效的干预,欧盟推出了"健康2020"。其目的在于通过"健康2020"的实施,保证社会福利和健康得到公平、可持续且能够观测到的改善,从而产生具有凝聚力、安全,懂得工作与生活平衡,具有良好健康和教育水平的社会。

如前所述,国家健康战略是一项长期系统工程,涉及健康发展的多个方面,但一定要与本国发展相适应,随着经济社会的发展和公民健康需求的变化而适时调整。即使如美国和英国这样的发达国家,其国家健康战略计划仍然针对当时最紧迫的健康需求而制定,如2010年的健康目标,英国从卫生系统的绩效方面提出,美国则从生活质量和健康公平性两个方面提出。同时由于20世纪90年代美国普及预防保健取得良好成效,美国《健康公民2010》取消了《健康公民2000》中"所有公民获得预防性卫生服务"这一目标。重点人群方面,美国历经四期健康战略共40年的时间,逐步建立了覆盖全生命周期和特殊人群的健康保障。

我国健康战略的主题领域覆盖了健康领域的各个方面,但在一定时间内,国家资源有限,我国健康战略建设刚刚起步。因此,我国应依据当前人民的健康需求,确定本阶段主题领域的实施重点,合理分配有限的资源,最终实现改善相关领域的目的;在健康战略之初,在考虑建设卫生服务提供体系之时,也应将信息监测系统纳入战略的重点领域中,加强信息监测基础能力建设,建立定期评估的监测体系,提高科学监测水平,更好地促进战略目标的实现。

二、国外国家健康战略监测与评估介绍

美国已基本建立起较为系统的国民健康规划监测评估与考核评估机制。除《健康公民1990》外,三期健康战略均涉及卫生保健服务、社会环境、自然环境等方面的因素,《健康公民2000》未涉及行为生活方式,《健康公民2010》未涉及个体及遗传因素。监测指标数量上,"健康公民计划"主要指标的发展是一个由无到有、由繁入简的过程,《健康公民1990》未设置指标,《健康公民2000》设置了18个领域,47个具体指标;《健康公民2020》

的健康指标数量有所下降,包括12个领域,26个具体指标;内容上,有持续存在的指标,如卫生服务可及性、精神健康、暴力和伤害及环境质量等,同时也存在动态调整的指标,如婴幼儿和儿童健康、传染病发病率、口腔卫生等。在指标值的设置方面,美国《健康公民2020》共有三个来源,一是模型测算,二是继续完成《健康公民2010》未完成的目标,三是提高/降低10%的幅度;另外,美国将每个健康指标按照年龄段、性别、人群等细分为具体的小指标。美国"健康公民计划"的健康指标数量在不断简化,处在动态调整中;在指标值设置上增减幅度较小。根据美国法律,健康与人类服务部部长每年要向总统和国会递交《健康公民2000》评估报告,逐年追踪目标实现情况。其中,对10个领域的主要健康指标每年进行跟踪监测,对22个核心领域进展情况在中期和末期评估中进行全面分析,第5年和第10年分别发布包含大量详细数据和分析的中期报告和终期报告;《健康公民2020》的实施监测评估也同样如此,其涵盖的42个优先领域、600个具体指标作为中期和末期评估重要内容,在此基础上进一步选取12个主题的26项指标作为主要健康指标,由HHS(美国卫生部)每年进行重点监测。从具体形式看,美国"健康公民计划"的进展评估以正式会议的形式进行,被评估的核心领域负责人负责报告该领域评估的结果,包括数据趋势、主要挑战、当前策略以及评估参与者的建议等;联邦政府通过财政拨款加大宏观调控力度,对目标完成情况较好的州进行奖励。日本的国民健康计划同样目标清晰明确、可操作性强、便于监测,共设定9大领域70个目标值,每个领域又分为"健康改善目标、个人行动目标、社会支持目标"三类,特别重视整体化生活习惯、行为改变的目标值,强化了社会主体和居民的参与。各国国家健康战略都是基于本国国情提出和推行的,各具特色。

《"健康中国2030"规划纲要》是我国未来数年的健康事业发展的行动纲领,但要如期实现健康目标,需要具体、有效的行动和实践。有学者建议,应借鉴国际经验,依据《"健康中国2030"规划纲要》,将主要指标、重点任务进行科学分解和细化,研究形成《"健康中国2030"规划纲要》实施的具体监测评估与考核评估指标体系,建立年度监测与中期、末期考核评估机制。特别要借鉴教育、生态、扶贫等领域经验,建立考核问责机制,将主要健康指标纳入各级党委和政府的主要考核指标,作为各地党政领导班子和领导干部综合考核评估、干部奖惩任免的重要依据。另外,结合健康中国任务要求,借鉴国际经验,加快健康影响评估制度建设,推动落实"将健康融入所有政策",通过将健康思维和健康视角嵌入不同部门和不同政策领域的政策制定中,提高全人群健康水平和跨部门政策制定的成效。

三、我国国家和地区健康战略研究现状

2012年,由"健康中国2020"战略研究报告编委会编撰的《健康中国2020》战略研究报告出版,该报告在全面分析我国卫生事业面临的机遇与挑战的基础上,提出了"健康中国2020"的总目标、战略重点与行动计划,并具体提出了实施的政策措施。随着2016年《"健康中国2030"规划纲要》出台,国内对健康中国的研究更加丰富,现将近年来与本研究相关的健康中国研究进行梳理,主要有以下几个方面的内容。

(一)健康中国政策与发展策略的研究

时任国家卫健委主任李斌指出,推进健康中国建设将着力推进六大任务:一是提供覆盖全民的基本公共卫生服务;二是健全优质、高效、整合型的医疗卫生服务体系;三是健全医疗保障体系;四是要建设健康的社会环境;五是发展健康产业;六是要培育自主自律的健康行为,提高居民的健康素养。

为进一步解释《"健康中国2030"规划纲要》的出台,李滔、王秀峰等(2016)撰文提出,健康中国是在系统总结我国健康事业发展现状及突出问题的基础上,结合国内外国民健康战略规划制定实施经验,提出健康中国的内涵,即健康中国是全面小康社会下的全民健康蓝图,是健康优先的创新型发展理念,是凝聚政府、社会和全体人民共同理想的旗帜。健康中国建设应围绕健康中国战略的总体定位、建设规划、范围与边界等,提出以创新、协调、绿色、开放、共享五大发展理念为统领,以深化改革为动力,以建立完善整合型医疗卫生服务体系为主体,以建立有利于维护和促进健康的公共政策为根本,以强化对主要健康问题和影响因素的有效干预为重点,来推进健康中国建设。

李玲、傅虹桥等(2018)也从政策研究的角度对健康中国进行了解读,作者认为健康中国战略是国家治理的重要组成部分。这不是一系列健康领域规则的简单组合,而是由多个组织与多种规则集合而成的有内在联系、有层次、有结构的治理体系,包括政策体系、参与主体、制度体系以及保障手段等部分。其中,政策体系包括了卫生系统政策、健康促进政策及体现健康的社会经济政策;参与主体涵盖了政府、市场与公众;制度体系包含了推动健康综合治理的行政管理制度、维护健康的有效市场制度以及促进健康的社会动员和参与制度。保障手段有法律保障、人才保障、财政保障以及技术保障等。鉴于实施健康中国战略的复杂性,建议利用地方试点的优势,进一步探索出一条可行路径。

华颖(2017)从国家治理的角度探讨了"健康中国2030",作者认为,将健康中国建设提升至国家战略地位是国家治理理念与国家发展目标的升华,有助于人们关注健康,促

进健康成为国家、社会、个人及家庭的共同责任与行动。当前健康中国建设面临着人口老龄化加速和疾病谱变化、三医联动改革滞后、健康领域投入不足、环境污染和食品安全问题形势仍然严峻等挑战,从而需要综合治理,特别是要抓住优化全民医疗保障制度、推进健康老龄化、重视疾病预防和健康管理、运用技术手段推进健康治理现代化等关键点。张秋珍(2017)也认为,鉴于国家治理的多元主体在推进健康中国建设过程中存在着政府失灵、市场失灵、志愿失灵等诸多问题,应在转变政府职能、提升私营组织公益意识、加强第三部门制度建设、提升公民健康素养等方面加以改进,进而为实现"两个一百年"奋斗目标和中华民族伟大复兴的中国梦奠定坚实的健康基础。

刘家发(2018)根据十九大提出的健康战略并结合健康湖北的具体行动提出了自己的看法,作者认为要搞好健康湖北建设有必要明确区分个体健康与群体健康的定义,在指导思想上转变观念,其原则、医学模式、对象、建设和评估单元、工具和方法要满足保障全人群全生命周期人民健康的需要;在实现路径上要清晰可行,尤其是指标的设定要有层次性和逻辑性。同时,他强调疾控中心要负责提供说明问题的健康湖北进展报告、评估报告,利用这个平台实现变革和转型,找对发展方向和定位。

(二)健康中国与健康城市相关研究

世界卫生组织(WHO)在1994年给健康城市的定义是:"健康城市应该是一个不断开发、发展自然和社会环境,并不断扩大社会资源,使人们在享受生命和充分发挥潜能方面能够互相支持的城市"。WHO建立了可量化健康城市评估指标共12类338项。其中包括人群健康48条、城市基础设施19条、环境质量24条、生活环境34条、社区行动49条、生活方式和健康行为20条、保健福利34条、教育及授权26条、就业及产业32条、收入及家庭生活支出17条、地方经济17条、人口统计学22条。WHO不设全球统一的指标体系,由各国制定符合国情的标准。

我国健康城市模式是依托WHO的"健康城市"理念,并结合全国爱卫会办公室发布的一系列健康城市建设的文件精神而逐步形成的,旨在强调从城市的规划、建设、运行到管理都要以人的健康为中心的城市发展战略,是一种体现我国社会主义核心价值观、具有中国特色的健康城市建设。

关于健康中国与健康城市的关系,黄国武(2018)认为,健康城市是建设健康中国的有效途径,健康城市为人的全面发展提供支撑性物质和服务,实现人、自然、社会的和谐发展。中国健康城市最早可以追溯到卫生城市建设,但是随着社会经济发展,卫生的范畴远远不能满足人民对美好生活的需求。因此,健康城市建设不仅是医疗卫生的发展,它还包括经济、社会、文化等各方面的整体发展,在健康城市治理中必须调动政府、市场、社会和个体的积极性和创造性,共建共治共享,促进经济、社会、自然和谐可持续发展,实现人类发展的长度和宽度的统一。马琳(2017)等提出,中国更应从认知、制度、立法和政策层面积极宣传"健康城市"观念,领会健康是政治的选择,建设健康城市要将健康融入所有政策,并结合国内现有政策完善相关制度,在积极撰写基本卫生法时将相关理念融入其中,通过不断改善自然和社会环境,使人们能够充分享受生命和不断发挥潜能,实现人群健康、环境健康和社会健康的和谐统一。

(三)健康中国背景下体育与全民健身研究

近年来关于体育、全民建设和健康中国相结合的研究非常丰富。如柳鸣毅(2017)运用公共政策分析工具,对全民健身政策背景、地位、政策沿革和政策指向进行研究,基于对1997年以来4次全民健身活动状况调查的政策沿革进行梳理。作者认为当前全民健身活动状况调查作为一项全国范围内最具影响力的体育普查工作,尤其是全民健身作为健康中国的重要内容体系;在健康中国背景下,应将全民健身作为公共服务体系的基础工程、提升教育和健康水平的途径、提高民生保障水平的途径和优化现代产业体系的途径。作者建议以监督评估落实全民健身机制创新,强化政府主导;以社会组织深化全民健身主体建设,强化社会治理;以法规政策规范全民健身活动组织,强化制度建设;以健康产业激发全民健身供给效应,强化市场供给。何宾采(2018)用文献资料法、田野调查法等,以当前我国群众体育发展现状为例,对健康中国发展视域下的群众体育发展展开调查与思考。作者建议在当前我国大力打造健康中国发展视域下,应在正确认识我国群众体育发展中存在的问题基础上,探讨群众体育的科学发展策略,这样才能有力促进我国群众体育的和谐发展,更好地推进我国实现健康中国的建设目标。

周碎平(2017)认为全民健身运动是健康中国服务体系的构成要素,是建构健康中国的辅助手段和重要路径;建构健康中国也为全民健身运动乃至整个体育事业的发展注入了更多活力、提供了更多机遇和更为广阔的空间。作者还提出,全民健身与全民健康深度融合,健身运动与健康生活方式有机融合,大众体育与竞技体育高度融合将成为一种必然,体育的健康服务功能必将得到更加充分的发挥和释放。张凤彪、姚依丹(2017)认为应结合当前我国公共体育服务供给的实际情况,构建政府组织、市场组织、社会组织、政府和社会资本合作的多元主体供给方式,为我国公共体育服务供给提供可参考的建议,促进我国公共体育事业可持续发展。丁亚兰(2018)也探讨了公共体育服务的问题,作者认为我国在公共体育服务投入、体育健康服务产业规模、全民健身服务体系、公共体育服务均等化发展水平等方面都无法满足健康中国的需求。要促进健康中国快速稳定发展,必须不断提高公共体育服务投入,完善公共体育健康服务设施;加快专业人才培养,提高公众参与公共体育服务意识;加快培养多元主体,推进健康服务产业快速发展;以提升公民体育权利为突破点,全面推进公共体育服务均等化;不断完善全民健身服务体系,提升全民健身服务效果,促进全民健康的可持续发展。梁美富、郭文霞(2018)还运用 PEST 分析工具,从政治、经济、社会和技术四个方面对体医结合发展的环境条件进行深入分析,认为体医结合为健康中国战略的重要一步。体医结合的发展要以政策环境为导向,将人才培养作为体医结合的"点";以经济环境为保障,将分级诊疗作为体医结合的"线";以社会环境和技术环境为媒介,将观念转变作为体医结合的"面"。通过点、线、面的有机结合,推进体医结合的发展,为健康中国战略的实施提供有力支撑。

庞俊鹏、汪于乃等(2017)从宏观、中观与微观三个层面,对湖北省全民健身公共服务体系的现状进行了分析。宏观层面包括全民健身服务的政策条例、文件法规;中观层面体现在湖北省体育资源的配置上,包括资金来源、场地设施、人员配备等,是全民健身活动得以开展的基础与平台;微观层面包括影响湖北省居民参加体育活动的各种要素。通过分析,以期为政府决策部门制定全民健身有关政策法规,为构建出符合湖北省当下实际的全民健身公共服务体系提供参考。

(四)健康中国背景下医疗保障的研究

郑功成(2018)认为,全民医保作为一项基础性、支柱性制度安排,其特殊地位和特定功能均决定了它应当在健康中国建设中有新作为、发挥大作用。然而,现行制度存在制度分割、结构不优、责任失衡、相关制度有效配合不足等问题。在健康中国建设背景下,必须妥善处理全民医保制度发展中的公平与效率、政府与市场、医保与医疗医药、保疾病与保健康的关系。并建议加快医疗保险制度的整合步伐,强化制度的互助共济性,以此促进全民医保制度走向公平;优化医疗保险制度结构,构建社保与商保双层保障体系;均衡政府、用人单位、个人之间以及不同群体之间的责任负担;加大管理创新力度,加快推进医保治理现代化;强化配套改革,强力推进三医联动。

仇雨临、王昭茜(2018)认为,在保障健康公平、提高健康水平、创新体制机制和全民共建共享的健康中国背景下,医保制度从分割到整合,医保体系从单一到多层次,医保管理从粗放到精细,医保改革从"单兵突进"到协同发展,保障的公平性与保障层次进一步提升,管理体制与管理方式进一步优化,改革路径更加协同,既是医保本身发展规律使然,也是健康中国背景下的客观要求和方向。陈迎春、李浩淼等(2016)提出,医保制度通过对人群健康的维护功能助力健康中国建设,作者认为应以医疗保险向健康保险转型为总体方向、以统筹管理为根本、以完善功能为关键、以促进三医联动为动力构建全民医保制度。乐虹、陶思羽等(2016)从推进医药卫生体制改革和健康中国建设战略角度论证了建立健全综合监管制度对于推进国家治理现代化、保障公民健康权益和维护医药卫生行业环境健康的重要意义,并从内涵界定、法制建设、体制建设、监管队伍建设和监管模式等方面来分析现状、提出问题,为建立健全综合监管制度提供政策建议。张研、张亮(2018)认为健康中国的国家战略明确要建立健康保障制度,从健康危险因素控制与保健因素促进入手保障居民健康。健康保障制度与医疗保障制度在保障目标、切入点、保障内容与补偿机制均存在差异,需要通过扩展保障的内容、医疗保险转向以健康为中心、医防教养融合等多种策略实现医疗保障制度向健康保障转型。以健康为中心的医疗保险改革需要从扩展健康内涵、支付方式改革入手,强化医疗保险对服务供给体系的约束与引导,同时这也是医疗保险发展的必然方向。王强(2017)建议把社会保障卡支持体育健身消费纳入《社会保险法》;建立完善社会保障卡支持体育健身消费相关配套制度;加强对合作体育场馆运营和服务的监管。

除此之外,此类研究比较多地关注了医疗领域的发展或关于具体专业技术的探讨,如王文娟、付敏(2016)认为,健康中国战略是一项以多元供给为逻辑基础、以共享发展为根本理念、以阶段环境为基本依据的国家战略,它要求我国医疗服务供给方式实现效率与公平的有机统一。健康中国战略必须有利于增加医疗服务供给,有利于提升医疗服务绩效,有利于促进医疗服务底线公平。政府应合理界定医疗服务、重新审视公民属性、创新医疗服务提供方式。另外也有学者对社会力量参与健康中国建设提出了自己的思考,如陈阳、程雪莲等(2018)提出,第三部门是提供公共服务的重要主体之一,非营利性、专业性、自发性、低耗性、沟通性及创新性等特点使其在健康中国战略实施中具有突出优势。因此,应充分发挥第三部门在供给基本公共卫生服务、提升社会健康氛围、调和各方利益、弥补政府缺陷及节约卫生资源方面的作用,推动健康中国战略的实施。

从以上文献可以看出,健康中国实施近两年来,卫生领域相关专家还主要关注在一些宏观的政策理解和保障制度的研究上,还没有很好地如体育部门那样将健康中国与过去的研究有机地结合起来,并通过全民健身、体医结合以及多层次推进健康湖北建设的研究来实实在在地推动健康湖北建设。这也提示我们,通过健康湖北行动的综合评估,将能更好地促使卫生部门进一步从行动和研究上同时推进健康湖北建设,在开展相关服务推进的同时,更好地提高健康湖北行动的效率和有效性,从而更好地改善全省人民的健康水平。

四、评估机制相关文献

（一）评估机制方法学研究

目前还没有直接的健康湖北或健康中国等国家健康战略的评估机制研究，但其他领域的评估机制研究可以作为本研究的借鉴和参考。如杨芳勇（2013）介绍了基于"社会燃烧理论""利益相关者理论""新公共服务理论"来源的评估体系。张玉磊（2014）提出重大决策社会稳定风险评估机制多元主体评估模式的理论框架，重点分析了重大决策社会稳定风险评估机制多元主体评估模式的结构；从观念革新、能力建设、制度保障等方面提出了重大决策社会稳定风险评估机制多元主体评估模式的构建路径。孙锐、吴江（2012）探讨了国家人才战略规划实施效果评估机制，作者建议建立中期评估与期末评估有序衔接的评估机制；构建多元主体、多方参与的规划评估机制；构建分层级、分布式的规划评估动态网络体系。高克祥（2015）等以发展性评估理论为基础，融入"互动式"评估方法，构建了立体化地方科协学会能力提升专项评估体系。张再生（2018）提出了构建协调统一的部门合作机制、建立并完善性别评估的框架与流程、培育专业化评估队伍、加大性别评估机制的培训与宣传力度、构建完整的社会性别预算管理体系等完善性别评估机制的路径选择。英国大学科研影响力评估的经验表明，在文献计量法的基础上采用"案例＋模板"的方式进行评估，能很好地将定量与定性评估结合。

（二）评估内容和构成研究

关于评估内容和构成的文献主要涉及环境污染、食品危害、生态文明建设、社会稳定风险、药品风险、非政府组织等诸多方面。如邓锋琼（2014）研究了环境污染损害评估的内容，作者指出，我国环境污染损害评估存在缺乏环境污染损害评估技术守则、环境污染损害评估工作体系不健全、环境污染损害评估技术落后、法律法规不完善等问题，严重影响了污染者负担原则的有效落实。建议从构建环境污染损害评估技术方法体系、建立专业的环境污染损害评估机构、完善环境污染损害评估机制的相关立法等方面加以改善。董士昙（2016）探讨了食品危害的风险评估。作者提出，必须在科学性、独立性、协商性和透明性原则指导下，解构我国现行的专家评估模式，通过改革和规范评估机构设置、组织形式、运行程序、制约机制、评估方法，整合概率评估模式、关注度评估模式和现代评估模式的基本要素，使其具有能够适应多重食品安全危害属性的评估功能，从而使食品安全风险评估的过程成为一个集科学性与民主性、公开性与公平性、物质性与建构性等多重目标于一体的有机体系。李晓明等(2012)提出,社会稳定风险评估机制为从源头上防范社会风险、推动社会科学和谐发展提供了一整套完整的风险评估方法和程序。运用社会稳定风险评估机制必须切实将该机制作为独立程序,提高公众参与度,扩展民意表达渠道,建立责任倒查制度,保证评估机制落到实处。于江泳、余伯阳等(2010)提出了建立国家药品标准评估机制的原则、组织保障体系、评判指标、实施程序及有关制度化建设的建议。马慧娟、诸葛达等(2016)从评估主体、评估框架体系、评估程序方法以及评估结果运用等角度,力图寻求适合我国国情的科学合理的 NGO 评估机制。郑宁(2008)介绍了欧盟委员会 2003 年建立了影响评估的机制,对新的立法提案、政策提案及现有的立法等进行系统的评估。作者认为该评估机制不断发展完善,有效提升了法规和决策的质量,促进了决策的民主、透明和理性。其在制度设计方面的诸多做法值得关注。另外,还有学者探讨了技术评估机制、地方政府生态文明建设绩效评估机制以及科研评估机制等方面的内容。

(三)政策评估

汪军、陈曦等(2011)以西方成熟的规划评估体系为背景,详细讨论了现代规划评估的起源、理论、主要内容、方法的演变过程,并介绍了西方规划评估的最新进展。阮守武、陈来等(2009)认为,在我国的公共政策评估实践中还存在着许多问题。解决问题的关键在于建立一个合适的公共政策评估机制。作者提出,"构建公共政策评估机制的关键在于选择合适的机构作为政策评估的权威机构、建立对权威机构评估的制度性约束和补救措施以及建立合适的民意表达与纠错机制,使公共政策评估最大限度地满足科学性和规范性的要求。"王国红(2007)也分析了当前我国政策政策评估中的一些问题,作者认为执行评估标准模糊、执行评估标准偏差、执行评估主体单一、执行评估结论无效是我国政策执行评估机制的缺陷;认为提高对执行评估的认识,加大评估投入,健全评估标准体系,拓宽评估信息渠道,提高评估结论可信度,精选评估对象,把评估纳入制度化轨道等措施是完善我国政策执行评估机制的基本思路。斯芹(2017)认为,建立健全重大决策社会稳定风险评估机制要充分保障决策的民主性和科学性,鼓励广大人民群众积极参政、议政,让广大人民群众时刻监督党和政府部门的工作,加强和推进服务型政府的建设。田柏栋(2017)也探讨了政策制定过程中的社会稳定风险评估制度问题,作者认为,盲目决策导致制定出台的政策、措施不科学、不合理、不符合群众的期待等此类问题,给我们国家的社会稳定带来了巨大的压力,科学评估和防治社会稳定风险同时也是新时期地方政府改变社会治理方式,提升社会治理能力的迫切要求。通过政策制定过程中社会稳定风险评估制度的建立,为决策设置一道"刚性门槛",尽可能减少因决策失误给社会稳定带来的不良影响,这不仅是降低维稳成本的有力举措,同时也可以促使科学化、民主化的决策成为一种行政常态。郭渐强、严明等(2017)提出,引入第三方评估对完善我国地方政府公共政策评估具有必要性及可行性。地方政府重大行政决策引入第三方评估,必须加快立法,制定切实可行的实施制度,培育多元化的评估主体,促进开展"异地评估"。苏贺峰(2008)认为,在公共政策整个过程中,除了政策制定和政策执行之外,还需要对政策和政策执行活动进行科学的评估。公共政策评估对于改进政策系统和提高政策能力具有十分重要的意义。作者还提出了构建公共政策评估机制的基本思路,即构建公共政策评估主体体系、建立公共政策评估标准体系和优化公共政策评估环境,使政策评估充分发挥其应有效用,体现其自身价值。

(四)第三方评估机制

潘旦、向德彩等(2013)探讨了社会组织的第三方评估机制问题,作者认为第三方评估机制在建设过程中存在制度缺失、信息不对称、资金依赖以及评估不专业等问题,应在制度保障、信息公开、资金独立及技术创新等方面有所突破,从而推动社会组织第三方评估的发展和社会组织治理水平的提高。袁铭健(2018)就公共服务的第三方评估机制提出了自己的观点。作者认为我国公共服务的第三方评估机制建设首先要解决的是公民参与度不高的问题。基于公共选择理论,公民参与公共事务的行为需要进行利益的抉择,为了达到公民参与的目的,需要对公共事务中的有效民众进行激励,通过"选择性激励"来选择激励的人群和主体。同时也需要明确激励的目标——"志愿精神"来引导激励机制的建设,以及通过社区、NGO、网络化的多种载体为民众提供参与的具体路径和方式。滕腾(2018)从"互联网+"视域下研究了政府治理模式和制度变革的命题。作者立足"互联网+"这一外部环境,分析了四川法治政府第三方评估面临的机遇与挑战,探讨了法治政府第三方评估的空间和发展路径的转型和突破,并认为只有全面落实法治政府第三方评估机制,才能使第三方评估常态化、专业化和制度化,真正成为一种督促政府改革的长效机制。顾江霞(2017)在简要回顾第三方评估相关研究的基础上,采用单案例研究法,分析及反思第三方评估控制权在评估各阶段各利益相关方的占有和分配情况。作者认为,在评估初始阶段,第三方评估机构及被评估单位往往一开始并不明确评估目标,而是在实施过程中,不断澄清和形成评估目标;在评估指标构造上,评估指标体系有相当的折中性和妥协性。在评估实施阶段,第三方评估机构通过政府购买评估服务的合同获得对被评估单位的部分控制权,但这部分控制权并没有严格监管,在评估相关信息公开度和透明度有限的情况下,双方关系因合作双方负责人利益追求不同而有所不同。在评估结果发布阶段,评估结果控制权基本掌握在评估委托方及第三方评估机构手中。而对于第三方评估机制中评估控制权的分配正义问题,应促进大众参与,建立社会服务评估的激励和约束机制,以防止第三方评估失效。赵洋(2016)探讨了第三方评估参与体育赛事监管机制的创新,作者认为需从正确认识第三方评估理论、加强第三方评估自身能力建设和确保第三方评估体系法制化3个方面健全我国体育赛事监管机制。另外,张晓峰(2015)、常卿哲(2016)、任芳芳(2016)等分别就发展独立第三方智库政策评估独立性功能、养老服务业引入第三方评估机制以及国家科技计划项目实施中第三方评估机制的问题进行了探讨。

(五)其他相关评估机制的研究

李彦武、李小敏等(2018)探讨了环境影响后续评估机制的问题,作者认为,环境影响后续评估机制建设的关键技术性问题,是解决环境影响后续评估程序与现行环境管理制度相容和衔接问题、解决环境影响后续评估工作内容与环境影响评价结果、环境管理行为的相互衔接问题。刘白、廖秀健等(2016)探讨了大数据时代背景下重大行政决策社会稳定风险评估机制的困境及其内涵,提出要有效破解时下重大行政决策社会稳定风险评估机制在实际运行中所面临的问题,必须构建基于大数据的重大行政决策社会稳定风险评估机制。作者建议推行循"数"评估制度,建立风险数据价值实现流程,确保评估结果的科学性;同时,在循"数"的基础上还需推行正反双向辩论式重大行政决策社会稳定风险评估模式,以此来增强评估结果的民主性。扈剑晖(2017)通过分析国际金融组织对公共项目设立的风险防范体系的经验,进而将国内初步建立的社会稳定风险评估体系与其进行对比。作者认为目前内资公共项目只初步建立了社会稳定风险的识别和评估体系,应进一步借鉴国际金融组织的经验,建立起风险监测的过程管理以及公众参与的风险防范机制。并针对目前社会稳定风险评估体系的问题提出了建设路径建议,为健全和完善公共项目的社会风险防范机制提供了建设思路。

虽然上述评估机制相关研究对象不是健康或健康相关领域,但这些评估机制的方法学研究让人具有一定的普遍意义,对开展健康湖北评估机制的研究具有一定的借鉴意义,尤其是对于评估机制的方法学研究、相关政策的评估研究、第三方评估机制等相关研究,可以提供直接的研究经验。

五、健康影响评价国内外相关文献

(一)健康影响评价简介

健康影响评价的兴起源于"影响评价"(impact assessment,IA)和"健康"(health)两个概念的相互作用。"健康影响评价运动"于20世纪80年代在北美和一些欧洲国家陆续展开,其旨在将众多复杂的"健康"决定因素整合进既有的"影响评价"体系,唤醒城市发展决策者关于健康与经济、社会发展相关联的意识,从而影响政策制定,同时提高公众对从狭义的疾病医学领域到广义的人居生活环境的意识。20世纪90年代以来,欧盟、泰国、新西兰等国家和地区均建立并实施了健康影响评价制度,并将其广泛应用于政策、规划和建设项目3个层面,涉及环境、产业、社会等多个领域。1999年,WHO欧洲地区办公室发布关于健康影响评价的《哥德堡共同议定书》,对健康影响评价的概念、价值、方法及程序等进行了论述,确立了健康影响评价的四条核心价值,即民主、公平、可持续发展以及证据的伦理使用,成为健康影响评价发展史上的重要里程碑。此后,许多国家和相关组织展开了类型多样的评估实践探索,推动健康影响评价的快速发展。

1999年《哥登堡共同协议书》提出:健康影响评价是"判断政策、计划或项目对人类健康的潜在影响及其分布的程序、方法和工具的结合。"其基本意图是分析和评估政策、规划、计划和项目等对健康结果(如疾病、损伤以及精神失常等)、健康决定因素以及健康公平的潜在影响,进而提出管控健康影响因素和促进公共健康的措施和建议。健康影响评价的工作对象往往是那些没有将健康促进作为其初始或者主要目标的政策、规划、计划和项目等。健康影响评价的价值在于将政策、规划、计划和项目等对人群健康及其决定因素的潜在影响及优化建议知会给决策者,以帮助决策者做出更加有利于公共健康的选择,进而达到提高公共健康水平的目标。各国的健康影响评价工作主要由公共健康部门或非政府组织(如WHO、世界银行等)主导,以系统地评估它们带来的潜在健康危害要素和促进要素,是一种多学科、跨部门的影响评估工具。健康影响评价按时序可分为预期性健康影响评价、回顾性健康影响评价和即时性健康影响评价,分别对尚未实施、已实施和正在实施的政策、计划或项目进行评估。

在我国,最早建立的是职业病危害评价制度,提出了"建设项目的职业病防护设施与主体工程同时设计,同时施工,同时投入生产和使用"的三同时规定,但只顾及了建设项目的职业病危害,而未涉及建设项目对周围居民可能造成的健康危害。此外,还有《学校卫生工作条例》规定:新建、改建、扩建校舍,其选址、设计应当符合国家的卫生标准,并取得当地卫生行政部门的许可,不过这项许可项目已取消多年,学校建设的卫生学评价现在已形同虚设。

1979年9月13日生效的《中华人民共和国环境保护法(试行)》第6条规定"在进行新建、改建和扩建工程时,必须提出对环境影响的报告书,经环境保护部门和其他有关部门审查批准后才能进行设计",标志着我国环境影响评价制度的确立。相比项目环境影响评价,战略环境影响评价更具有宏观性、整体性和综合性,是对项目环境影响评价的继承、完善和发展。我国是最早建立实施环境影响评价制度的发展中国家,并在逐年的发展过程中实现由项目环境影响评价向战略环境影响评价的过渡。但与其他发达国家相比,我国的环境影响评价并没有将"保护人的健康"的理念凸显在环境影响评价的目的之中。

(二)整体性健康影响评价

王红雨(2013)在文献分析、居民调查和专家访谈的基础上,探索了健康城市建设对城市居民健身锻炼影响的评估指标,作者通过构建3个一级指标,8个二级指标和30个三级指标,描述和表征出健康城市建设对城市居民健身锻炼影响的主要方面,以及各方面变化的趋势和协调度,提供产生健身锻炼改变原因的逻辑线索,同时对健康城市建设前后城市居民健身锻炼的影响及相关政策、措施进行了客观评估。丁国胜、魏春雨等(2017)在对城市规划健康影响评价的内涵、程序和工具进行论述的基础上,以美国北卡罗来纳州戴维森镇为例阐述运用城市规划健康影响评价推动当地社区健康发展和实现健康城市规划策略的探索经验。此外,作者结合我国公共健康面临的严峻挑战进一步指出未来展开城市规划健康影响评价工作的重要价值,并提出相应的政策建议。左其亭、陈豪等(2015)在对淮河中上游10个断面水体理化指标、浮游植物、浮游动物、底栖动物及栖息地状况等实地调查和监测的基础上,结合提出的河流水生态健康定义,采用频度统计法和相关性分析法对评估指标进行筛选,并用熵权法确定指标权重,构建水生态健康评价指标体系和健康评价标准体系;运用水生态健康综合指数法和水体水质综合污染指数对河流水生态健康状况进行评估,并根据评估结果提出对策和建议。

(三)环境及生态健康影响评价

吴颖苗、王志刚等(2014)认为在环评中纳入健康影响评价是非常必要的,作者还对健康影响评价纳入EIA进行了初步探讨。连琳琳、张丽萍等(2015)以浙江省瓯江源头区为研究主体,从生态特征、功能和社会经济3方面构建瓯江源头区生态健康评价指标体系,引入水土流失强度、土壤抗蚀性等级 2 个指标,建立相应的生态健康评价标准体系;作者利用 GIs 技术对部分数据进行处理,并基于层次分析法、综合水质标识指数法、主成分分析法对难以确定的定性指标进行独立评估,确定指标权重,综合评估研究区的生态健康。秦趣、崔小平等(2014)对六盘水明湖人工湿地公园的生态系统健康进行了评估。作者在参考前人研究的基础上,采用生态特征、功能整合性和社会经济 3 个要素共 20 个指标建立评估指标体系,应用均方差法求出各评估指标的权重,运用模糊数法建立评估模型,对六盘水明湖湿地公园的生态系统健康进行评估。此外,姜林(2005)用在国内外已发表的有关北京市的空气污染与流行病学的研究资料。确定空气污染与各种疾病的健康反应关系,并以此分析和评估了北京市奥运会期间大气环境改善的健康效益。龙文芳、杨建军等(2008)研究了海口市某海水浴场水质及环境状况,探讨了海水浴对人群健康的影响。李祎迪、戴力辉等(2015)研究了南方某生活垃圾焚烧厂周围居民健康状况自评情况及影响因素。

我国的经济社会发展带来的环境压力要求我们识别、分析、评价其对健康的影响程度。但目前我国健康影响评价还是作为环境影响评价的一部分而存在。2008 年,原国家环境保护总局制定《环境影响评价技术导则——人体健康》征求意见稿,开始重视人体健康评价问题,但迄今为止尚未正式出台。健康和环境具有相同的公共产品的性质,健康权和环境权都是基本人权,健康影响因素和环境影响因素都具有综合性和复杂性,健康影响和环境影响的评价都需要遵循系统性、协调性与可持续发展性相统一的原则。所以,环境影响评价无论是在理论上还是实际操作上,都对健康影响评价具有可借鉴性。借鉴我国环境影响评价的经验,开展以健康为导向的健康影响评价机制研究,并将其纳入所有政策、规划、计划和项目中,将是本研究的一个创新之处。

(四)评价方法学研究

尚海洋、丁杨等(2016)在明确生态服务、城市服务的内涵基础上,将生态服务与城市服务整合在一个指标体系中,集成两者对景观适宜性的影响,构建基于 ANP 的 LAM 模型,通过获取由利益相关者组成的"评估团队"进行判断赋值,得出影响景观适宜性因素的排序及景观整体适宜性的评估结果,进而提示决策者在规划与决策中需要重视利益相关者对生态系统服务与城市服务的态度,并且为决策者提供一个较为通用的评估方法。杨宏伟、宛悦(2005)通过比较分析多种环境健康经济学评价方法的机制发现,人力资本法和预防性支出法难以全面评估环境污染的健康效应,数据质量及数据可得性限制了特征工资法和特征价格法的应用,因其结果外推性不佳,不适宜全国水平的健康影响评估,依据研究者主观意愿的条件价值法能够独立评估不同环境因素所致的健康损害,其灵活独特的方法受到研究者的普遍青睐,但这几种方法均不能体现健康效应对国民经济的影响。通过模拟经济系统内多部门间相互依存、相互影响的机制,基于瓦尔拉斯一般均衡理论的可计算一般均衡方法,能比较客观地反映环境污染所致健康损害对国内生产总值(GDP)的影响。可计算一般均衡方法用于健康影响评价的研究在中国尚处于起步阶段,亟待深入研究以便于进行不同评估方法之间的比较。范荣亮、苏维词等(2006)从生态学层次、物理化学层次、人类健康与社会经济发展层次三大方面构建了生态系统健康评估的指标体系,具体介绍了生态系统健康的活力、组织结构、恢复力的评估方法和计量模型。王彤、贾彬等(2007)将经典的稳健 M 估计方法引入广义可加模型,应用于空气污染对健康影响评价研究。

(五)其他影响评价

实际上,健康影响评价已经在多个领域有相关的研究和应用,如唐秋萍、张毅等(2010)以化工企业拆迁场地为例,按照危害识别、暴露评估、毒性评估、风险表征 4 个步骤介绍了健康风险评价的一般方法,着重介绍了"危害识别"步骤中对于化工企业拆迁场地"场地环境调查"方面的方法与注意事项。陈筝(2018)结合已有的神经认知学和医学研究,将风景园林学科核心价值之一环境愉悦体验提升到公共健康高度。作者利用神经生物测量等一系列先进技术量化环境体验,并在医学和神经认知学已有实证证据的基础上进一步进行健康影响评价,提出基于健康影响评价的循证设计方法,整合了技术量化环境体验和环境神经健康评价这两个密切联系的学术前沿。赵沁娜、杨凯(2008)在我国目前缺乏相关环境质量标准的背景下,选择某区域土地置换开发为案例,尝试采用人体健康影响度评价法,对城市土地置换中土壤有机污染物可能给未来入住人群健康带来的潜在危害进行了分析与定量评估。张永江、邓茂等(2017)以典型生态旅游城市黔江城区大气为研究对象,采用相关性分析、主成分分析、聚类分析和多元统计分析等方法对大气污染物进行研究。

正如王禅、毕科楠等(2017)所指出的,进行健康影响评价应借鉴环境影响评价的适宜性分析。本研究通过初步的文献研究,梳理我国环境影响评价的现状、做法和存在的问题。本研究将借鉴环境影响评价以及其他方法学的经验,从健康湖北、健康城市入手,以健康湖北行动相关政策的健康影响评价为切入点,将健康影响评价与健康湖北综合评估有机结合,从而建立和实施健康影响评价制度,不断加强健康影响评价的监督管理。

六、健康战略的评估研究

黄敬亨、邢育建等（2011）以苏州市开展健康城市运动为依托，介绍了苏州市在健康城市开展过程中场所评估策略与方法，在评估指标的构建、评估方法和评估流程等方面均做出了创新。顾沈兵（2009）对上海市两轮三年建设健康城市行动计划进行较全面的评估，目的是通过评估，全面了解经过6年健康城市建设，上海市在健康城市理念、居住环境、城市建设、社区发展、市民健康等方面取得的结果和进展，分析和评估在建设健康城市中取得成绩的外部环境和内部环境发生变化的原因，从而可以激励参与者为健康城市建设投入更多，改进在健康城市工作中显现的薄弱环节，更科学地促进市民健康，为其他城市进行健康城市项目评估提供方法，为健康城市可持续发展提供科学依据。这些早期的健康城市评估研究为后来的健康战略评估提供了非常好的借鉴和经验。

《"健康中国"2030规划纲要》出台之后，也有一些学者就健康中国等健康战略研究提出了自己的观点。如王明晓（2015）提出，健康中国建设应科学建立可定量、可定性的健康中国指标体系。陈婷、方鹏骞（2016）也指出，在推进健康中国建设的过程中，应当构建科学统一且操作性强的测量指标体系，评估指标尽可能选择定量、可比较的指标，需要准确可信的实证数据进行支撑，同时还需要建立不断完善的监管体系。他们建议按照健康环境、健康保障、健康人群、健康产业四个维度构建健康中国评估指标体系，同时筛选确定核心指标，运用熵权法确定权重，并建立健康中国建设评估指标体系。李昶达、韩跃红（2017）在综述国内健康中国相关研究，梳理国内健康评估主要基本面与要素的基础上，介绍和比较了国内外主要发达国家与国际组织的国家健康评估框架的特点与不足，尤其指出了我国在宏观层面相关研究的缺失。肖月、赵琨等（2017）通过综述国内外健康战略制定与评估经验，结合当前我国卫生与健康事业发展要求，提出了健康中国2030战略的综合战略目标及指标体系，并预测了主要指标目标值。作者指出，全球主要国家的健康战略规划模型主要包括四个指标领域：健康水平、健康影响因素、健康服务体系、健康保障。

陈大杰、赵琨等（2017）采用整群分层抽样方法抽取湖北省15~69岁居民1569人进行了社会满意度问卷调查。结果显示，该项目的实施取得了一定的成效，居民满意度较高，在所调查的14个方面中，社区居民最不满意的是空气质量和食品安全这两个方面，满意度的影响因素可以综合为社区卫生清洁和基础医疗卫生。作者建议在后期的实施过程中以这两个因素为重点，积极采纳重点人群的意见，在政府的主导下推进多部门合作，加强政策的落实和监督管理，从而系统地促进项目的开展，提高居民满意度。陈大杰、赵琨等(2017)还分析了第一轮健康湖北全民行动 5 年后居民的健康素养情况,研究发现健康湖北项目的实施在健康素养方面取得了一定的成效,并建议在后期的项目实施过程中应该积极了解弱势人群的健康需求,在加强健康知识宣传的同时注重健康行为的培养和矫正。

另外,也有一些学者探索了健康城市的评估工作,可为健康战略相关课题提供借鉴。黄敬亨(2006)介绍了国际健康城市联盟评估健康城市的 SPIRIT 评估框架,全面地综合了健康城市的策略,即政治承诺、环境支持、跨部门合作、社区参与、创新意识、场所手段等,这些策略都是推动与改善健康城市的重要元素。它涵盖了政策、环境、社会、行为、生物医学干预等范畴,使其得以全面配合,不断推动健康城市建设工作。陈钊娇、许亮文(2013)也具体介绍了基于 SPIRIT 评估框架制定的健康城市评估问卷,该问卷包括基本信息在内共 10 大类 45 项问题,在 2008 年、2010 年国际健康城市联盟修订出版了健康城市评估问卷第二版及第三版,问卷题目修改为 10 大类 41 项问题。作者还介绍了目前国内常见的评估方法,即自我评估,上级评估和外部评估。梁鸿、李娟等(2009)从政府职能部门进行评估的角度,探索从行动性、协调性、实效性和综合评估等四个方面对健康城市建设中有关政府职能部门的工作落实情况和效果进行评估。

虽然关于健康中国评估的内容和研究的视角、方法还不算多见,且有部分研究主要是针对健康城市项目所开展。但从某种意义上讲,健康城市实际上是健康国家战略、健康省域战略的具体化和实操指南,其在评估的模型构建、评估方法、评估机制以及评估指标的构建上为开展本研究提供了很好的借鉴和帮助。

七、疾病防控社会经济影响评价的研究

(一)社会评价相关研究

1. 关于社会评价的概念和内涵的研究 李德顺(1987)提出,社会评价是指从一定的社会角度来考察和评定现象的社会价值,判断现象对社会的作用之善恶、美丑、功过及其程度。社会评价是以社会身份反映现象的社会价值。这里的"社会身份",表明评价者不论是社会的代表机构、公众还是个人,都应站在一定的社会整体立场上说话,以该社会的价值标准为评价标准。而向清(1997)认为,"社会评价是把社会分析和公众参与融入发展项目的设计和实施的一种方法和手段。发展项目的社会评价需要对影响项目和受项目影响的社会因素进行系统的调查、分析,并提出减少或避免项目负面社会影响的建议和措施,保证项目顺利实施和项目目标的实现"。陈新汉(2001)侧重从哲学角度揭示社

会群体主体评价活动的普遍特征。他认为,社会评价活动是指以社会群体为主体的评价活动,其所指的社会群体包括集团、国家、民族乃至人类社会等在内。社会评价活动的现实表现形式有且仅有两种,即社会群体内的权威机构评价与社会群体内的民众评价。群体是个体的存在形式,不存在个体形式的社会评价。显然,以社会的视角对健康湖北行动进行评价将为本研究提供非常重要的价值出发点。

2. 社会评价方法学的研究 花拥军、雍少宏等(2006)认为,社会评价方法主要有四种:包含在国民经济评价中的社会效益评价;在经济评价中加入分配分析;立足于国家宏观经济分析;基于社会学基础上的社会评价。从理论上分析,前三种都属于经济学范畴,理论基础是福利经济学。第四种社会评价是广泛的社会分析,理论上以社会学为基础。这种方法是西方国家在近几十年来开展起来的,它以社会学家参与分析为主要特色,是项目社会评价的发展趋势。现代项目社会评价应以第四种方法为主。例如,舒欢、徐贺(2014)通过利用多层次灰色理论建立模型对城市基础实施项目进行评价,综合考虑了层次分析法与模糊综合评价法对于系统评价问题以及难以量化指标进行评价的问题,结合灰色理论"少数据,贫信息"建模的方法,较好地克服了人为主观因素对于评价结果的不利影响,减少与避免评价结果的误差及错误。作者还通过实践进一步证明多层次灰色理论评价模型在城市基础设施项目社会评价方面能够综合考察多方面评价因素,并做出客观、准确和相对全面的评价。徐健、杜贞栋等(2014)针对层次分析法计算指标权重一致性难以检验的问题,引入一种无须一致性检验的方法——序关系分析法,计算了德州市节水型社会评价指标权重,并与层次分析法的计算结果进行了对比分析。结果表明,对于多专家、多指标情况下的权重划分,序关系分析法简单实用,计算量明显减小,且权重计算结果较层次分析法更加符合实际,值得推广使用。

3. 对组织的社会评价研究 组织的社会评价(social evaluation 或 social judgment to organizations)是指社会公众基于对组织的感知而对组织做出的评价。作为一个研究领域,组织的社会评价围绕三个问题展开:①社会公众如何对组织做出评价?②这种评价会造成什么样的组织后果?③组织如何应对和管理社会评价?"组织的社会评价"这一提法正式作为文章题目出现在文献中,是 2011 年 Bitektine 发表的《面向组织的社会评价》一文,声誉、地位、明星组织、组织过错、身份、合法性、污名等概念都属于组织社会评价研究的范畴。王利平、李颖(2017)提出,在"观众崛起"背景下,理解、应对和管理社会评价已成为组织与外界环境交互的重要组成。作者以合意性和个体性两个维度构建起一个理解组织社会评价的 2×2 框架,将声誉、地位、明星组织、组织过错、身份、污名等来自不同流派的社会评价成果给予类型化区分,梳理各流派的研究现状,进而探讨不同评价类型之间动态转化的可能路径,最后提出组织社会评价未来可能的五个研究方向。文章提供的整合框架和转化路径分析,将不同流派的相关研究成果整合于一体,揭示了不同社会评价之间的关联和过渡可能,对明晰有关组织社会评价问题的认识,整合和深化研究,以及提升组织应对社会评价的策略水平,均有一定价值。

4. 关于项目的评价　　关于项目的社会影响评价实践已在国内广泛开展,如彭慧、苟天来等(2015)在综合现有研究的基础上,提出了从社会经济影响、社会环境影响、社会生态影响、项目与当地社会互适性、社会风险五个方面开展乡村旅游开发项目的社会评价,并构建了一整套评价指标体系。司静波、许纹齐(2015)探讨了公共项目社会评价指标体系的基本内涵。作者认为评价指标体系是根据公共项目社会评价研究目的的要求,把客观上存在联系、能够说明公共项目对社会影响的若干显性、隐性指标,科学地加以分类和组合形成的具有内在结构的统计指标体系。闫建文、徐传召等(2011)根据风电建设项目自身的特点运用模糊数学的理论和方法,建立风电建设项目社会评价的模糊多层次综合评价模型,以此构建了风电建设项目社会评价的指标体系。作者运用AHP的基本思想使其与模糊多层次综合评价模型中指标分层思想相结合,对指标分层,确定各指标权重并运用该模型对某风电建设项目进行社会评价。

5. 关于卫生领域相关的社会评价　　虽然社会影响评价没有在卫生领域广泛应用,但仍然有些学者针对一些现象或机构进行了一些探索,如毛新志(2013)为了解决公众参与转基因食品的社会评价的不足,完善转基因食品的社会评价机制,提高公众的科学素养,完善对话的语境,拓展公众参与转基因食品社会评价的渠道,促进转基因食品的健康、有序和可持续发展。陈小月(1998)基于对"健康老龄化"科学含义的理解,尝试性地建立了一套由老年人自身健康指标、老年人家庭和物质生活指标、老年人所在社区指标和"老龄化"社会指标四个层次构成的"健康老龄化"社会评价指标体系,并对中国城市和广州市的情况进行了初步测算。刘静、李俊杰等(2017)通过国内外相关文献的回顾和梳理,探讨了医院社会评价的定义,分析了医院社会评价基本组织构架中的实施方、主体和内容,为医院社会评价体系的建立提供理论支持。胡桂平等(2011)以新型农村合作医疗制度(新农合)补偿机制入手,从社会评价角度分析了现行补偿机制的利弊,针对存在的问题提出改进的建议。张丽青、郁慧珍等(2010)也通过定量分析和定性分析的方法,调查河南省农民及其相关者对新农合的社会评价,分析影响农民对其满意度、知晓度、参与度的因素。

总体来看,社会评价在卫生领域的应用都比较简单,在模型运用和指标的选取等方面都还需要拓展,其研究领域和视野也相对较窄,限制了社会评价在卫生和健康领域的运用。当然,从另一个角度看,本研究开展疾病预防控制相关服务的社会评价也是一种创新和挑战。

(二)社会影响评价

社会影响评价(social impact assessment)是对政策、项目、事件、活动等所产生的社会方面的影响、后果,进行事前与事后的分析评估的一种技术手段。社会影响评价是具体应用于政策或项目的社会科学研究方法,目的在于理解社会生活的状况、原因和结果。它通过运用社会科学的知识和方法,来分析政策或项目可能带来的社会变化、影响和结果,并提供一定的"有用的知识"或者对策,以降低负面影响和实现有效管理。社会影响评价特别考虑怎样减少社会损失的问题,这是应用于行动或项目调整的重要方面。世界银行所说的"社会评价"吸收了以上两方面的内容,比较重视分析项目所在国家或地区的社会经济结构、生活方式、传统文化所受到的影响,以及特定的社会环境对项目能否顺利实施和达到项目目标所起的作用。李强、史玲玲(2011)认为,在我国的项目评价中,"社会评价"和"社会影响评价"两个概念在含义上没有太大的差别,二者本质是一致的。但考虑到社会影响评价独特的文献价值,此处仍然单独列出。

侯宇(2016)提出了城市基础设施项目社会影响评价指标体系,作者根据评价的原则和特点,把社会影响评价指标体系分为6大类(政策因素、社会公共资源、不同利益群体、居民心理适应、征地拆迁及非自愿移民、自然与生态环境)32个指标进行了评价。任蓉(2016)从城市的经济、社会、民生、环境、交通发展状况五个方面,利用德尔菲法和层次分析法构建高速铁路对城市经济社会影响的综合评价指标体系,并在设定相应权重的基础上进行了实证评估。研究表明,高铁的开通对沿线城市产生了强大的经济效应和社会效应,大大推动了城市化进程。高喜珍(2012)提出,基于利益相关者视角的社会影响评价已经成为社会影响评价的主要思维范式。但作者认为目前理论界对利益相关者识别的理论研究还不是很充分。因此,作者通过非经营性交通项目的社会影响评价研究,将项目视为一组契约关系的联结,利用威廉姆森的交易经济学理论分析了交通基础设施项目的契约关系,在项目中投入了专用性资产的契约主体,视为利益相关者,将契约持续时间较长的利益相关者视为核心利益相关者。为了实现交通基础设施项目促进社会公平的目标,作者从契约主体的信息获取能力及谈判能力两个方面,将核心利益相关者分为四类,并强调对于弱势群体的利益诉求应该重点关注以突出公平目标。作者认为社会影响评价的内容应该以核心利益相关者的利益诉求为基础。为探究城市内涝灾害发生后对居民、社会及经济造成的影响,陈鹏、孙滢悦等(2018)以哈尔滨市区为研究区,以典型内涝灾害年为案例年,收集气象、社会经济数据并结合实地调查数据,从社会与个体、社会与家庭、社会与心理、社会与交通、社会与秩序、社会与稳定六个方面筛选城市内涝灾害社会影响评价指标,并构建指标体系与评价模型,实现了城市内涝灾害社会影响评价与区划。杨宸、童尧(2016)以沛县安国镇采煤塌陷区人工湿地改造项目为例,运用深度访谈法、问卷调查法和模糊综合评价法,对采煤塌陷区人工湿地改造项目进行社会影响评价。结果表明采煤塌陷区人工湿地改造项目的社会影响主要体现在社会稳定、社会公平与效率以及社会发展三个方面。

刘军伟、李华燊(2012)认为当前我国政府公共投资项目社会影响评价的结果,是由公共投资项目的"公共性"特征决定的。它可以规避及化解项目潜在的社会风险,提高项目的整体社会效益,也有利于和谐社会的建设。从事项目管理和评估的政策制定者和研究者,应积极努力改变社会影响评价在项目评估中较为边缘的地位,以当前我国政府公共投资项目的社会影响评价为契机,努力提高项目的经济价值与社会价值,突出政府项目的"公益性",增进国民对政府项目的信任与好感,促进项目建设的顺利进行。任艳艳、李明顺(2010)指出,由于公路建设项目社会影响评价对象的多目标性、综合性、长期性、宏观性和政策性等特点,社会影响评价必须综合考虑社会公平和公正、可持续发展、自然环境协调发展、社会和谐发展等因素进行全面评价。而反映这些评价目标的就业、贫困、社会保障、目标群体的心理变化以及项目的社会风险等指标往往难以量化,并在各自单位及量级上存在着不可公度性,为综合评价计算带来很大的难度。作者通过评价指标无量纲化研究,提出了定量指标的无量纲化方法和定性指标的无量纲化方法,并在此基础上深入研究了公路建设项目社会影响评价指标无量纲化,排除了由于各指标单位不同以及数值和数量级间的悬殊差别所带来的影响,避免不合理现象的发生,为公路建设项目社会影响评价提供了一种新方法和新思路。

(三)经济影响评价相关研究

杨春明、吴华清(2009)从奥运经济影响的界定与理解、奥运经济影响评价模型与方法,以及现有评价研究的优点与不足等方面,对洛杉矶1984至北京2008共七届奥运会相关经济影响评价研究进行了述评。卞显红(2005)还分析了奥运会等大型事件及事件旅游参访者花费的测定过程与方法,并对因事件旅游影响而吸引的旅游者及事件旅游举办期间因事件旅游而吸引的参访者的有效花费进行了测定。罗燊、林晓言(2013)从当前我国高铁的发展现状、中国发展高铁的必然性及对我国社会经济的影响等方面剖析中国高铁对经济的发展的影响,使用对比评价方法对高铁进行评价,分别假设在"有高铁"与

"无高铁"两个不同情况下,讨论高速铁路对区域经济发展的影响,并采用灰色预测和多元线性回归模型分析在没有高速铁路情况下地方经济发展状况。谭运嘉、李平等(2013)根据大型建设项目对区域发展影响的特点,以及项目决策的目标要求等,建立了适合大型项目区域经济影响分析的局部闭型投入产出模型,试图科学测度和量化大型建设项目对地区经济增长、产业结构、就业以及城市化等方面的影响,增强大型建设项目区域经济影响分析的规范性和合理性,提高大型建设项目决策依据的科学性。该研究以白鹤滩水电站建设项目为案例,通过编制四川、云南两省的可比价局部闭型投入产出表,运用局部闭型投入产出模型进行实证研究。

(四)关于社会经济影响评价

周莹、林洪孝等(2009)在阐明滨海地区水资源对社会经济影响评价指标体系的研究目的、原则的基础上,根据滨海地区的特点,构建了含总目标层、领域层、准则层和指标层的四阶递阶层次结构指标体系。并以山东滨海地区龙口市为例,运用层次分析法进行指标筛选,确定了由水资源、社会、经济和生态环境 4 个领域、12 个准则、34 个指标组成的指标体系。该调整的指标体系基本上涵盖了滨海地区水资源对社会经济影响的主要方面,可以比较全面客观地反映滨海地区水资源对经济社会的影响力。彭剑波、张晶晶等(2009)针对目前历史街区再发展缺乏权威社会经济影响评价指标体系的现状,在对部分历史街区再发展项目实施后的经济和社会效益进行全面梳理的基础上,延续既有研究中关于历史街区保护与改造经济和社会效益评价的内容,借鉴街区综合价值评价中遗产保护与文化传承的部分内容,最终创新性地建立了一套评价指标体系,对于历史街区再发展的社会经济影响进行专项后评估。曹杨、王雪青(2010)依据系统动力学原理,分别对港口经济子系统,煤炭生产子系统,煤炭消费子系统建立模型,应用该模型对某港外航道整治工程的社会经济影响进行实证分析,验证了煤港建设项目与各子系统经济发展之间内在的定量关联。

(五)疾病预防控制相关工作的评价

英国古典经济学家 William. Petty 最早涉及卫生领域效益评价,他于 1667 年在伦敦发现用于防治瘟疫的公共卫生费用取得了 84∶1 的效益费用率,在此基础上计算了拯救生命的费用,并因其获得的效益大于成本而被认为是一种良好的投资。19 世纪初,英国 Edwin. Chadwick 提出,改善卫生条件是一项良好的投资策略,预防疾病所获得的效益大于治疗疾病得到的效益。自此效益分析开始较广泛地用于医疗和卫生的部分领域,如

Irving-Fisher 于 1909 年用疾病成本的概念研究了结核、伤寒等传染病的疾病成本,提出健康是财富的初级形式,但此时由于统计学基础较薄弱,资料分析评价受到限制。进入 20 世纪后疾病预防控制相关的经济学评价被广泛运用,如 1999 年 C. A. Tisdell 分析了地方病及其控制项目的经济学影响,提出地方病的防控经济学评价是容易被忽视的领域。2014 年 Karen M Clements 对美国四价灭活流感疫苗进行了成本-效益分析,Girishanthy Krishnarajah 等在美国女性人群中开展了二价 HPV 疫苗及其交叉保护的卫生经济学研究。

我国卫生领域的效益评价起步较晚,但卫生领域的效益评价首先涉及疾病预防控制方面。1981 年中美合作在上海市闵行区进行家庭卫生服务抽样调查,分析了上海市闵行区防治丝虫病、麻疹疫苗接种和饮食行业体检的经济效益,随后疾病防控经济学、社会学评价逐渐发展。1989 年宝鸡市卫生防疫站通过利弊指数计算和效益-费用比值计算方法对宝鸡市计划免疫 12 年效益进行了分析。1990 年赵有业等对吉林省布鲁氏菌病综合性预防措施的费用效益进行了分析。1998 年覃忠书根据投入-产出理论,按投入规模、环节控制、产出规模三环节建立起防疫站综合效益评价体系。

2003 年 SARS 事件发生以后,中央财政开始设立补助地方公共卫生专项资金项目,随着政府对疾病防控工作的逐渐重视,疾病预防控制机构作为卫生防病工作的技术保障部门,其社会学、经济学效益的评估研究也越来越受到社会和政府的重视,相关研究也越来越多。2006 年徐敏对河北 45 个县开展不同方式的结核病防治宣传活动的效果和成本效益进行分析评价。2014 年刘廷杰通过一定的计算指标分析了安徽省涡阳县 2002—2012 年结核病防治规划实施的成本-效益分析;2016 年高婷采用质量调整生命年和马尔可夫模型对结核病传染源管理新模式进行了模拟分析。大量文献研究证明,疾病防控工作也是一项投资少、效益大且最积极、主动、经济的医学服务。

从现有的文献来看,目前我国疾病防控效益评价研究大多数倾向于经济学方面的评价,关于社会影响力的深入研究比较缺乏。对疾病防控工作所带来的社会学和经济学评价,尚无一套系统的、客观的、可量化的评估体系、评估标准和评估指标,因而不能充分反映疾病防控工作真正的社会效益和经济效益,从而无法进行疾病防控综合效益评价。党的十九大报告明确提出了在实施健康中国战略时,疾病防控工作在整个"健康中国战略"中占据十分重要的位置。疾病预防控制机构作为政府实施疾病防控、卫生应急、公共卫生技术管理和服务等的公益事业单位,与社会公众的关系直接而紧密。疾病防控工作的社会影响力越来越受到社会关注,需要在理论研究和工作实践层面深入系统地开展疾病防控社会学和经济学评估体系的构建及实证研究。

上述文献只能部分反映当前运用社会学和经济学方法开展的一些研究,虽然通过搜索文献没有直接查找到针对疾病预防控制机构所开展服务的社会经济影响评价,但仍然可以通过方法和类似的内容为本研究提供借鉴,如武娜娜等(2015)测量疾病预防控制工作带来期望寿命的增加从而对社会发展指数的影响,给本研究提供了很好的研究方向;陈鹏、孙滢悦等(2018)对内涝灾害、大型居住社区的社会影响评价,给本研究提供了研究的实例;任艳艳、李明顺等(2010)的研究,为本研究深入开展工作提供了很好的方法学参考和价值目标。简而言之,文献所列举的这些研究尽管没有直接涉及本研究相关的内容,但这些研究提供了非常好的方法学基础和研究视角,也是开展疾控服务社会经济影响评价的重要保障。当然,一些卫生经济学的评价也能为开展研究提供理论基础,但考虑到卫生经济学文献的庞杂以及与本研究的间接相关性,故而略去了此类文献的分析。

八、文献小结

文献查阅是开展科学研究重要的基础之一。这些文献涵盖了从研究框架到研究内容,从研究方法到跨学科的研究思路等内容。虽然在外文文献查阅和个别领域存在一些未被发现的研究成果,虽然没有一篇完整的文献能够直接用来开展课题研究,但前人的研究成果足以为开展本研究的各项任务提供非常好的思路和方法。如城市规划和环境影响评价的相关文献,直接为开展健康湖北相关政策的健康影响评价提供了方法学的基础;社会经济影响评价在其他领域的广泛应用,同样为开展疾病预防控制服务的社会经济影响评价提供了直观的手段和提示;健康中国、健康城市以及评估机制的相关研究同样为本研究的开展提供了坚实的理论基础和实践证据。这也将会成为本研究顺利开展的重要基础。

附录 B
健康湖北综合评估基线调查问卷

湖北省疾病预防控制中心为了解健康湖北战略的实施情况,提高民众的身体健康水平,特做此调查。调查所有数据仅供课题研究分析使用。非常感谢您对我们工作的理解和支持!

1. 您的年龄:_____周岁。

2. 您的性别:_____(①男,②女)。

3. 您的学历:_____(①小学及以下,②初中,③高中或中专,④大专,⑤本科及以上)。

4. 您过去一年内就医次数:_____。

以下问题是您对常去就诊医疗机构的体验和评价。

序号	问题	选项
5	您常去的就医机构的等级	①一级机构,②二级机构,③三级机构
6	候诊时间	①<15分钟,②约30分钟,③30~60分钟,④>60分钟
7	就医环境	①不满意,②不太满意,③满意,④很满意
8	医疗设备设施满意	①不满意,②不太满意,③满意,④很满意
9	有充足时间向医生提问	①不满意,②不太满意,③满意,④很满意
10	个人隐私得到保护	①不满意,②不太满意,③满意,④很满意

续表

序号	问题	选项
11	知情权得到体现	①不满意,②不太满意,③满意,④很满意
12	使用医保范围外药品时,征求您的意见	①是,②否,③无体验
13	诊疗时间足够	①不满意,②不太满意,③满意,④很满意

注:一级医疗机构有村卫生室/所、乡镇卫生院、单位医务室;二级医疗机构有县(区)医院、妇幼医院;三级医院有市内大医院。

14.需要转诊时,可以在医保指定范围内自由选择转诊机构。①是,②否,③无体验。

15.您是否认可二级以上医疗机构的医疗卫生服务。①是,②否,③无体验(提示:县(区)级医院多为二级医院)。

16.您认为二级以上医院医疗服务最有待提高的是:_____。

①医疗质量,②服务态度,③就医环境,④就医流程(如更快一些),⑤无建议。

17.您掌握基本的急救知识和技能情况:_____(如处置高热、中暑、烫伤、创伤止血等)。

①很了解,②了解,③一般,④不了解。

18.请问您掌握以下哪些传统运动和常见运动项目(多选)?_____。

①武术,②踢毽子,③广场舞或地方民俗舞,④空竹,⑤打陀螺,⑥柔力球,⑦足球,⑧篮球,⑨乒乓球,⑩羽毛球(可自行填写未列出运行项目名称)。

19.参加过_____个健身组织(提示:健身房、广场舞协会、徒步协会、各类球队等均为健身组织)。

①0,②1个,③2个,④3个及以上。

20.您日常每次大概锻炼_____分钟。①基本不锻炼,②30分钟左右,③30~60分钟,④1小时以上。

21.您每天的运动强度是否达到中等强度?_____①是,②否。(感到心跳加快、呼吸急促、出汗就算中等强度)。

22.您每天平均睡眠时间:_____小时。

23.您是否掌握一些抑郁、焦虑等基本心理调适方法?_____。

①了解,②一般了解,③只了解一点,④完全不了解。

24.您会主动学习和接受优生优育知识和检查吗?_____。①会,②不会,③无须考虑此问题。

25.您和家人最近1年接收的基本公共卫生服务有多少种?_____。①0,②1种,③2种,④3种及以上(提示:接种疫苗、电话随访、发放避孕药具、幼儿/老年人定期体检、慢病管理、困难家庭老人体检、讲座、健康知识宣传栏等都是公共卫生服务)。

26.您是否知道疾病预防控制中心是干什么的?_____。

①了解,②一般了解,③只了解一点,④完全不了解。

27.您最希望基层医疗机构改进的公共卫生服务是_____。

①中医保健,②慢病防治,③免疫接种,④心理健康服务,⑤危害监测与报告。

28.您接触过的医务人员注重健康知识的普及吗?_____。

①经常普及,②普及,③偶尔普及,④从不普及。

请您对健康湖北和卫生服务的体验做出评价。

感受描述从强到弱分别为:①不满意,②不太满意,③满意,④很满意。

序号	问题	选项
29	政府对健康湖北的重视,有氛围	① ② ③ ④
30	公共卫生服务种类比以前多了	① ② ③ ④
31	各类卫生与健康服务质量改善了	① ② ③ ④

请您对各项服务满意度进行评价。

满意感从强到弱分别为:①满意,②一般,③不满意,④不了解。

序号	问题	选项
32	基本公共卫生服务是否满意	① ② ③ ④
33	社区卫生服务中心或乡镇卫生院服务能力是否满意	① ② ③ ④
34	基层各类医务人员服务态度是否满意	① ② ③ ④
35	看病报销比例是否满意	① ② ③ ④
36	周围的环境是否满意	① ② ③ ④

续表

序号	问题	选项
37	老年人就医方便程度是否满意	① ② ③ ④
38	中小学生体育运动时间是否满意	① ② ③ ④
39	中小学生健康知识课程设置是否满意	① ② ③ ④

附录 C
健康湖北综合评估调查访谈问卷

本调查旨在了解健康湖北战略的实施情况,以便更好地根据实际改进政策的落实实施方式,提高民众的身体健康水平。调查为匿名,您可就以下访谈提纲中有兴趣的问题谈一下自己的想法,也可根据提纲谈谈相关问题和想法。谢谢!

访谈对象个人信息:

访谈者性别_____,年龄_____,所在城市_____市,部门_____。

访谈提纲:

1. 您如何理解健康湖北的概念?

2. 您认为在健康湖北建设中,存在的困难有哪些?什么原因造成了这些困难。

3. 结合本地情况,您认为在健康湖北建设中优先需要解决什么问题?例如,加大政府投入、提高居民健康素养、慢病管理、老年人健康维护等。如何解决?

4. 请您介绍一下,您所在单位(部门)在健康湖北战略实施中有何创新举措。

5. 较多地方反映在提高社会民众参与健康湖北建设中,不同程度存在形式单一、支持力度不够、效果不佳的困境。请问您所在地区有无一些成功的经验或建议?

6. 社区体育开展情况简介:社区体育开展最常见、最有特色的运动项目有哪些?开展社区体育活动的最大困难有哪些(不要超过3个)?

7. 在健康湖北评价指标体系中,您认为比较重要的指标有哪些(类别、具体指标均可)?

8. 请问您所在社区有几名社区体育指导员?还差多少?

附录 D
健康湖北企业评价考核表

基本条件	评估结果
近 3 年内企业主要负责人无失信记录	□符合 □不符合
近 3 年内未发生因防控措施不力导致的甲、乙类传染病疫情暴发流行和群体性食源性疾病等事件	□符合 □不符合
近 3 年内未发生因企业过失造成的重大突发环境污染事故	□符合 □不符合
近 3 年内未发生较大生产安全事故和职业健康责任事故,申请之日前一年未发生一般生产安全事故	□符合 □不符合
近 3 年内无接尘工龄不足 5 年的劳动者新发尘肺病	□符合 □不符合
具体指标	

一级指标	二级指标	三级指标	分值	评估方式	得分
管理制度（200 分）	组织保障（30 分）	1.企业主要负责人书面承诺建设"健康企业"	10 分	资料审查	
		2.成立"健康企业"建设领导小组,由企业主要负责人担任组长	10 分	资料审查	
		3.明确"健康企业"建设部门及职责	10 分	资料审查 现场查看	
	人员保障（10 分）	4.配备专/兼职人员从事"健康企业"建设工作	10 分	资料审查	

续表

一级指标	二级指标	三级指标	分值	评估方式	得分
管理制度（200分）	制度保障（80分）	5.制定"健康企业"工作计划及实施方案	20分	资料审查	
		6.建立、完善与劳动者健康相关的各项制度	20分	资料审查	
		7.落实企业民主协商制度，建立全体员工共同参与"健康企业"建设的协商协调机制，构建和谐劳动关系	15分	资料审查 访谈	
		8.制定并落实促进健康生活方式的激励机制 ☆	10分	现场查看 资料审查	
		9.制定并落实提升职业健康素养的制度	15分	资料审查	
	经费保障（20分）	10.设立"健康企业"建设专项工作经费，专款专用	20分	资料审查 访谈	
	合同及参保情况（50分）	11.依法与劳动者签订劳动合同	20分	资料审查 访谈	
		12.按时、足额缴纳工伤保险保费	20分	资料审查	
		13.为员工投保大病保险 ☆	10分	资料审查	
	全员参与（10分）	14.采取多种措施，调动员工积极参与"健康企业"建设	10分	资料审查 访谈	

续表

一级指标	二级指标	三级指标	分值	评估方式	得分
健康环境（200分）	一般环境（150分）	15.基础设施完善	15分	现场查看	
		16.环境整洁,无卫生死角	15分	现场查看	
		17.生产环境布局合理,生产布局符合国家相关标准要求	15分	现场查看 资料审查	
		18.绿地率满足国家绿化工作要求	10分	现场查看 资料审查	
		19.企业排污符合环保要求	15分	现场查看 资料审查	
		20.有效落实病媒生物防制,鼠、蚊、蝇、蟑螂等病媒生物密度得到有效控制,符合国家卫生标准和要求	15分	现场查看 资料审查	
		21.企业内设食堂应符合《食品安全法》相关规定要求。未设置食堂的,就餐场所不能与存在职业性有害因素的工作场所相毗邻＊＊	20分	现场查看 资料审查	
		22.加强二次供水水质卫生管理,保障生活饮用水安全＊＊＊	15分	现场查看 资料审查	
		23.安全、消防设施符合安全要求	10分	现场查看 资料审查	
		24.厕所及其他辅助用室设置布局合理、管理规范、干净整洁	20分	现场查看 资料审查	
	工作场所环境（50分）	25.工作及作业环境、设备设施应当符合工效学要求和健康需求	10分	现场查看 访谈	
		26.工作场所采光、照明、通风、保温、隔热、隔声、污染物控制等方面符合国家、地方相关标准和要求	30分	资料审查 现场查看	
		27.全面开展控烟工作,打造无烟环境。积极推动室内工作场所及公共场所等全面禁止吸烟,设置显著禁烟标识,企业内无烟草广告和促销	10分	现场查看 访谈	

续表

一级指标	二级指标	三级指标	分值	评估方式	得分
健康管理与服务（450分）	一般健康管理（130分）	28.设立"健康小屋"，为员工提供免费测量血压、体重、腰围等健康指标的场所和设施	15分	资料审查 现场查看	
		29.制定员工年度健康检查计划，建立员工健康档案	15分	资料审查	
		30.开展员工健康评估并实施分类健康管理和指导	15分	资料审查 访谈	
		31.落实省及属地传染病、食源性疾病防控工作规定，制定传染病、食源性疾病等防控应急预案，防止疾病传播流行	15分	资料审查	
		32.食品生产经营企业应当依法配备食品安全管理人员，用餐人数或者供餐人数超过1000人的单位应当配备食品安全总监＊＊☆	10分	资料审查	
		33.完善员工健身场地及设施，组织开展适合不同工作场所和工作方式特点的群体性健身活动	15分	现场查看 资料审查 访谈	
		34.制定工作场所女职工特殊劳动保护制度，落实《女职工劳动保护特别规定》，加强对怀孕和哺乳期女职工的关爱和照顾。女职工较多的企业按规定建立女职工卫生室、孕妇休息室、哺乳室、母婴室等辅助设施＊＊＊＊	15分	资料审查 现场查看	
		35.开展婚前、孕前和孕期保健＊＊＊＊	15分	资料审查 访谈	
		36.开展女职工健康检查，检查项目覆盖妇科检查和宫颈癌、乳腺癌筛查	15分	资料审查	

续表

一级指标	二级指标	三级指标	分值	评估方式	得分
健康管理与服务（450分）	健康促进与干预（70分）	37.设立心理健康辅导室	10分	现场查看 访谈	
		38.制定并实施员工心理援助计划	10分	资料审查 访谈	
		39.提供心理评估、心理咨询、心理干预、教育培训等服务	20分	资料审查 访谈	
		40.对重复用力、快速移动、异常姿势等工效学危害因素,制定预防和控制工作相关肌肉骨骼系统疾患的措施	15分	资料审查 访谈	
		41.对高负荷、超时工作,制定预防和控制过劳发生的措施	15分	资料审查 访谈	
	职业健康管理与服务（250分）	42.落实建设项目职业病防护设施"三同时"制度,做好职业病危害预评价、职业病防护设施设计、职业病危害控制效果评价及职业病防护设施竣工验收 *	30分	资料审查	
		43.企业主要负责人和职业卫生管理人员接受职业卫生培训,遵守职业病防治法律、法规,依法组织本单位的职业病防治工作 *	15分	资料审查 访谈	
		44.组织劳动者进行上岗前的职业卫生培训和在岗期间的定期职业卫生培训 *	15分	资料审查 访谈	
		45.建立、健全职业卫生管理制度、操作规程、职业卫生档案和工作场所职业病危害因素监测及评价制度 *	15分	资料审查	
		46.按照工作场所职业卫生管理规定,实施工作场所职业病危害因素日常监测和定期检测、评价 *	15分	资料审查 现场查看	
		47.在存在或者产生职业病危害的工作场所设置警示标识和中文警示说明;对存在或产生严重职业病危害的工作岗位设置职业病危害告知卡 *	10分	资料审查 现场查看	

续表

一级指标	二级指标	三级指标	分值	评估方式	得分
健康管理与服务（450分）	职业健康管理与服务（250分）	48.采用有效的职业病防护设施；为员工提供符合国家职业卫生标准的职业病防护用品，并督促、指导员工全程正确佩戴和使用 *	15分	资料审查 现场查看	
		49.对可能导致急性职业损伤的有毒、有害工作场所，设置报警装置，配置现场急救用品、冲洗设备、应急撤离通道和必要的泄险区 *	15分	资料审查 现场查看	
		50.建立、健全职业病危害事故应急救援预案 *	10分	资料审查 访谈	
		51.建立、完善职业健康监护制度，对从事接触职业病危害作业的劳动者进行上岗前、在岗期间和离岗时的职业健康检查 *	20分	资料审查 访谈	
		52.建立职业健康监护档案，并参照人事档案妥善保管 *	15分	资料审查	
		53.定期评估职业健康监护资料 *	10分	资料审查	
		54.配合做好职业病诊断与鉴定工作，安排疑似职业病病人依法进行职业病诊断，依法提供与职业病诊断、鉴定有关的职业卫生和健康监护等资料 *	10分	资料审查 访谈	
		55.妥善安置有职业禁忌、职业相关健康损害和患有职业病的员工 *	10分	资料审查 访谈	
		56.依法依规安排职业病病人进行治疗、康复和定期检查 *	10分	资料审查 访谈	
		57.按照《职业病危害项目申报办法》的规定，及时、如实向所在地卫生健康主管部门申报职业病危害项目，并接受卫生健康主管部门的监督检查 *	10分	资料审查	
		58.对从事接触职业病危害作业的劳动者，给予岗位津贴 *	10分	资料审查 访谈	

续表

一级指标	二级指标	三级指标	分值	评估方式	得分
健康管理与服务（450分）	职业健康管理与服务（250分）	59.优先采用有利于防治职业病和保护劳动者健康的新技术、新工艺、新设备、新材料，替代职业病危害严重的技术、工艺、设备、材料 *☆	15分	资料审查 现场查看 访谈	
健康文化（110分）	健康教育（40分）	60.企业内有健康知识宣传场所，如健康知识宣传栏、健康知识走廊等，且内容定期更新	20分	现场查看 资料审查	
		61.定期组织开展传染病、慢性病和职业病防治、心理健康及急救知识等内容的健康教育活动，提高员工健康素养	10分	资料审查 访谈	
		62.定期对食堂管理和从业人员开展营养、平衡膳食和食品安全相关培训 **	10分	资料审查 访谈	
	人文环境（50分）	63.建立"健康企业"志愿者体系	10分	资料审查 访谈	
		64.关爱员工身心健康，构建和谐、平等、信任、宽容的人文环境	10分	资料审查 现场查看 访谈	
		65.制定消除工作场所性骚扰制度，采取积极有效措施预防和制止工作场所暴力、歧视和性骚扰等	15分	资料审查 访谈	
		66.开展"职业健康达人"评选活动	15分	资料审核 访谈	
	社会责任（20分）	67.切实履行社会责任，积极参与社会公益活动 ☆	10分	资料审查 访谈	
		68.倡导文明健康绿色环保生活方式。广泛宣传倡导文明健康绿色环保生活方式，积极开展垃圾分类、制止餐饮浪费等文明风尚行动，用好企业各类宣传教育平台，营造倡导文明健康绿色环保生活方式浓厚氛围	10分	资料审查 访谈	

续表

一级指标	二级指标	三级指标	分值	评估方式	得分
健康效果评估（40分）	健康效益（20分）	69.员工因伤病缺勤率	10分	资料审查	
		70.员工对"健康企业"建设工作的满意率	10分	访谈	
	社会效益（20分）	71.3年内获得省级及以上"文明单位""巾帼建功先进集体"称号之一 ☆	20分	资料审查	

说明：1.基本条件为"一票否决"项，其中任一项不符合的，则该企业不具备"健康企业"申报资格；

2."健康企业"评价考核表中标注 * 号的指标为存在职业病危害因素企业的特有指标，共 250 分（如果申请企业存在职业病危害因素，各项指标实际评估得分相加结果即为评估得分；如果申请企业不存在职业病危害因素，则评估得分以非 * 项得分除以 0.750 计。如，某企业不存在职业病危害因素，其非 * 项得分为 650 分，对评估得分进行加权计算为 650/0.750≈866 分）。标注 * *、* * *、* * * * 号的指标，企业存在此项内容的，考核此项指标；不存在该项内容的，不考核此项指标，得分按照加权处理。

3.标注☆号的指标，为"健康企业"建设拔高项。

4.总分 1000 分，评估分值达到 800 分及以上的企业，可推荐"健康企业"。

参考文献
Cankao Wenxian

[1] Bitektine A. Toward a Theory of Social Judgments of Organizations: The Case of Legitimacy, Reputation, and Status[J]. Academy of Management Review,2011,36(1):151-179.

[2] Donaldson A, Finch C F. Planning for implementation and translation: seek first to understand the end-users' perspectives[J]. British Journal of Sports Medicine,2012,46(10):306.

[3] Victor R Fuchs. Who Shall Live? Health, Economics And Social Choice [M]. New York: World Scientific Publishing Company,2011.

[4] Georgiev E, Mihaylov E. Economic growth and the environment: reassessing the environmental Kuznets curve for air pollution emissions in OECD countries[J]. Letters in Spatial & Resource Sciences,2015,8(1):29-47.

[5] Grinnell S. A03 Health impact assessment of the liverpool cycling strategy 'Get Liverpool Cycling.'[J]. Journal of Transport & Health,2015.

[6] Hong E, Ahn B C. Income-related health inequalities across regions in Korea[J]. International Journal for Equity in Health,2011,10(1):41-51.

[7] Koivusalo M. The state of Health in All policies (HiAP) in the European Union: potential and pitfalls[J]. J Epidemiol Community Health,2010,64(6):500-503.

[8] Mori K,Christodoulou A. Review of sustainability indices and indicators:

Towards a new City Sustainability Index (CSI)[J]. Environmental Impact Assessment Review,2012,32(1):94-106.

[9] Koichiro M,Toyonobu F,Tsuguta Y,et al. Visualization of a City Sustainability Index (CSI):Towards Transdisciplinary Approaches Involving Multiple Stakeholders[J]. Sustainability,2015,7(9):12402-12424.

[10] Rojas-Rueda D,Nazelle A D,O Teixidó,et al. Health impact assessment of increasing public transport and cycling use in Barcelona: a morbidity and burden of disease approach[J]. Preventive medicine,2013,57(5): 573-579.

[11] Marieke,Verschuuren,Mika,et al. Public health indicators for the EU: the joint action for ECHIM(European Community Health Indicators & Monitoring)[J]. Archives of Public Health,2013,71(1):12.

[12] William,C,Hsiao,et al. What Macroeconomists Should Know about Health Care Policy[J]. The Singapore Economic Review,2008,53(2): 341-344.

[13] Zatonski W. The East-West Health Gap in Europe—what are the causes? [J]. European Journal of Public Health,2007,17(2):121.

[14] 敖琴,贾利高,刘军安,等.城乡基层医疗卫生机构基本公共卫生服务居民满意度研究:以湖北为例[J].中国卫生政策研究,2018,11(4):73-76.

[15] 卞显红.2008年北京奥运会旅游经济影响评价[J].华东经济管理,2005,19(3):106-111.

[16] 蔡芳,符秀梅,张万英,等.有氧运动对老年慢性病患者健康管理效果的影响[J].中国老年学杂志,2019,39(19):4762-4765.

[17] 蔡庆悦.健康城市建设关乎中国未来——访北京健康城市建设促进会理事长王鸿春[J].前线,2017(3):55-59.

[18] 曹杨,王雪青.煤港建设项目的社会经济影响评价[J].统计与决策,2010(19):79-80.

[19] 常卿哲.养老服务业引入第三方评估机制的实践及问题[J].质量与认证,2016(3):37-38.

[20] 陈大杰,赵顾涵,郭玉琳,等."健康湖北"背景下居民健康素养研究

[J].中国卫生事业管理,2016,33(11):867-871.

[21] 陈红爱."社会评价"在我国的发展研究[J].理论探索,2011(4):95-98.

[22] 陈鹏,孙滢悦,刘晓静,等.城市内涝灾害社会影响评价研究[J].吉林师范大学学报:自然科学版,2018,39(1):135-140.

[23] 陈婷,方鹏骞.健康中国建设需要评价指标[J].中国卫生,2016(8):84-85.

[24] 陈小月."健康老龄化"社会评价指标的探索[J].中国人口科学,1998(3):51-56.

[25] 陈新汉.社会评价活动论纲[J].马克思主义哲学研究,2001(1):243-253.

[26] 陈阳,程雪莲,唐贵忠,等.第三部门在"健康中国"战略实施中的优势及作用探讨[J].卫生经济研究,2018(5):41-43.

[27] 陈迎春,李浩淼,方鹏骞,等.健康中国背景下构建全民医保制度的策略探析[J].中国医院管理,2016,36(11):7-10.

[28] 陈钊娇,许亮文.健康城市评估与指标体系研究[J].健康研究,2013(1):5-9.

[29] 陈筝.高密高异质性城市街区景观对心理健康影响评价及循证优化设计[J].风景园林,2018,25(1):106-111.

[30] 仇雨临,王昭茜.全民医保与健康中国:基础、纽带和导向[J].西北大学学报:哲学社会科学版,2018,48(3):40-47.

[31] 代涛,吴富起,朱坤.美国健康战略及启示[J].医学与哲学,2008,29(21):6-8.

[32] 邓锋琼.论环境污染损害评估机制[J].环境保护,2014(8):41-42.

[33] 丁国胜,魏春雨,焦胜.为公共健康而规划——城市规划健康影响评估研究[J].城市规划,2017(7):16-25.

[34] 丁亚兰."健康中国"视域下我国公共体育服务创新发展研究[J].安徽师范大学学报:自然科学版,2018,41(1):185-189.

[35] 董士昙.论我国食品安全风险评估机制[J].山东警察学院学报,2016,28(2):5-14.

[36] 范荣亮,苏维词,张志娟.生态系统健康影响因子及评价方法初探[J].

水土保持研究,2006,13(6):82-86.

[37] 傅钢强,刘东锋.中国马拉松路跑赛事产业高质量发展的实证研究:基于规模经济和范围经济视角[J].首都体育学院学报,2022,34(3):314-320,332.

[38] 高贺.武汉马拉松赛事现状、问题及发展策略[J].湖北成人教育学院学报,2018,24(5):94-98.

[39] 高婷,金承刚,苏宁,等.北京市结核病传染源管理新模式研究与经济学评价[J].首都公共卫生,2016,10(5):193-197.

[40] 顾江霞.控制论视角下第三方评估机制分析——基于H市社区治理评估项目的案例研究[J].社会工作与管理,2017,17(3):39-45,85.

[41] 郭渐强,严明.地方政府重大行政决策第三方评估机制研究[J].湘潭大学学报:哲学社会科学版,2017,41(5):35-37,70.

[42] 郝爱华,李翠翠,潘波.广东省居民对国家基本公共卫生服务项目的知晓率和满意度调查研究[J].中国全科医学,2019,22(4):407-412.

[43] 何宾."健康中国"视域下群众体育发展策略研究[J].湖北科技学院学报,2018,38(1):117-120.

[44] 何海兵,秦宏毅.社会评价论研究的进程、问题与进路——近年来国内哲学界社会评价论研究述评[J].社会科学家,2008(4):132-134.

[45] 何文炯,杨一心.医疗保障治理与健康中国建设[J].公共管理学报,2017,14(2):132-138.

[46] 侯英英.试论贝塔朗菲的一般系统论[J].长江丛刊,2018(21):107.

[47] 侯宇.城市基础设施项目社会影响评价指标体系构建[J].中外企业家,2016(6):227-228.

[48] 扈剑晖.社会稳定性风险评估机制研究——基于国内外经验的对比[J].商业经济,2017(6):1-3,100.

[49] 花拥军,雍少宏,张志恒.项目社会评价研究概述[J].商业时代,2006(1):32-33.

[50] 华颖.健康中国建设:战略意义,当前形势与推进关键[J].国家行政学院学报,2017(6):105-111.

[51] 黄国武.健康中国背景下我国健康城市发展研究[J].西北大学学报:哲学社会科学版,2018,48(3):74-82.

[52] 黄敬亨,邢育健,乔磊,等.健康城市运行机制的评估——SPIRIT 框架[J].中国健康教育,2011,27(1):66-68,75.

[53] 黄敬亨,邢育健,胡锦华,等.关于我国健康城市建设中若干理念问题的商榷[J].中国健康教育,2008,24(5):389-391.

[54] 黄麟雏.建立我国技术评估机制的探讨[J].自然辩证法通讯,1994,16(2):27-34,80.

[55] 金真,杨茜.分级诊疗下基层医疗卫生人员能力建设现状及思考[J].人口与健康,2019(7):37-39.

[56] 乐虹,陶思羽,贾艳婷,等.健康中国背景下构建医药卫生综合监管制度的思考[J].中国医院管理,2016,36(11):14-17.

[57] 李昶达,韩跃红."健康中国"评价研究述评[J].中国农村卫生事业管理,2017,37(11):1298-1302.

[58] 李方波,李英华,孙思伟,等.我国 5 省市 18—60 岁城乡居民超重肥胖现状调查及影响因素分析[J].中国健康教育,2012,28(5):367-367.

[59] 李玲,傅虹桥,胡钰曦.从国家治理视角看实施健康中国战略[J].中国卫生经济,2018,37(1):5-8.

[60] 李鹏.当代参与式民主理论的缘起及其要义[J].内蒙古大学学报:哲学社会科学版,2010(5):37-42.

[61] 李强,史玲玲."社会影响评价"及其在我国的应用[J].学术界,2011(5):23-31.

[62] 李蓉,李军.中美国家健康战略比较研究——基于《"健康中国 2030"规划纲要》和《健康国民 2020》文本[J].南京体育学院学报(社会科学版),2017,31(12),42-47.

[63] 李滔,王秀峰.健康中国的内涵与实现路径[J].卫生经济研究,2016(1):4-10.

[64] 李潇.健康影响评价与城市规划[J].城市问题,2014(5):15-21.

[65] 汤佳,张明昌,余毅震.武汉学生视力健康管理模式在学校公共卫生体系建设中的借鉴作用[J].中国学校卫生,2021,42(1):142-145.

[66] 李晓明,陈蕾.社会稳定风险评估机制初论[J].山东警察学院学报,2012(1):114-119.

[67] 李彦武.中原经济区发展战略环境评价研究[M].北京:中国环境出版

集团,2018.

[68] 李祎迪,戴力辉,曾光,等.南方某生活垃圾焚烧厂周围居民主观健康评价及其影响因素[J].医学与社会,2015,28(2):1-4.

[69] 连琳琳.瓯江源头区生态健康评价及其影响因素分析[J].浙江大学学报:理学版,2015,42(5):567-574.

[70] 梁丹丹.马拉松运动健身的"AB面"[J].中老年保健,2018(8):44-47.

[71] 梁鸿,李娟,王国强,等.健康城市建设中政府职能部门的评估研究[J].医学与社会,2009,22(8):46-47,49.

[72] 梁美富,郭文霞."健康中国"战略背景下体医结合的发展路径探讨——基于PEST分析[J].河北体育学院学报,2018,32(3):52-56.

[73] 林毅夫.中国经验:经济发展和转型中有效市场与有为政府缺一不可[J].行政管理改革,2017(10):12-14.

[74] 刘白,廖秀健.基于大数据的重大行政决策社会稳定风险评估机制构建研究[J].情报杂志,2016,35(9):43-47,145.

[75] 刘家发."健康湖北"建设路径思考[J].公共卫生与预防医学,2018,29(1):1-4.

[76] 刘静,李俊杰,王戎.医院社会评价基本组织构架的探讨[J].中国医院管理,2017,37(6):34-35.

[77] 刘军伟,李华燊.和谐社会背景下政府公共投资项目社会影响评价研究[J].广西社会科学,2012(1):119-122.

[78] 刘蒲,徐望红,付朝伟,等.纽约市慢性病防控成功经验的剖析与借鉴[J].中华预防医学杂志,2013(1):78-80.

[79] 刘圣来.浅议疾病控制机构绩效评估的指标体系[J].中国卫生事业管理,2004,20(4):248-249.

[80] 刘硕,张士靖.美国健康战略及其对"健康中国2020"的启示[J].医学信息学杂志,2011,32(9):2-6.

[81] 刘廷杰.安徽省涡阳县2002—2012年结核病防治规划实施的成本-效益分析[J].结核病与肺部健康杂志,2014(2):96-99.

[82] 刘兴凯,左小娟.英国大学科研影响力评估机制及其启示[J].中国高教研究,2015(8):67-71,75.

[83] 龙文芳,杨建军,黄春,等.某海水浴场环境评价及对人群健康的影响调查[J].环境与健康杂志,2008,25(11):990-992.

[84] 鲁盛康,蒋春红,张亮.湖北省城乡居民门诊就医选择影响因素分析[J].中华医院管理杂志,2018,34(1):76-79.

[85] 罗燊,林晓言.高铁对我国经济影响评价的实证研究[J].经济问题探索,2013(11):74-78.

[86] 马东平,尹文强,林经纬,等.山东省农村居民对村卫生室公共卫生服务的满意度及其影响因素研究[J].中国卫生事业管理,2019,36(11):844-846.

[87] 马国贤.政府绩效管理[M].上海:复旦大学出版社,2005.

[88] 马慧娟,诸葛达,杨忠.非政府组织(NGO)评估机制研究[J].云南大学学报(法学版),2013,26(6):107-110.

[89] 马琳,董亮,郑英."健康城市"在中国的发展与思考[J].医学与哲学,2017,38(5):5-8.

[90] 毛新志.我国公众参与转基因食品社会评价存在的问题及其出路[J].华中农业大学学报(社会科学版),2013(6):116-120.

[91] 倪外.有为政府,有效市场与营商环境优化研究——以上海为例[J].上海经济研究,2019(10):61-68.

[92] 潘旦,向德彩.社会组织第三方评估机制建设研究[J].华东理工大学学报(社会科学版),2013,28(1):16-22,43.

[93] 庞俊鹏,汪于乃,袁晓琳."健康中国"背景下湖北省全民健身公共服务体系构建[J].体育成人教育学刊,2017,33(6):20-22.

[94] 彭本利,李爱年.新《环境保护法》的亮点、不足与展望[J].环境污染与防治,2015,37(4):89-93.

[95] 彭国强,舒盛芳.美国国家健康战略的特征及其对健康中国的启示[J].体育科学,2016,36(9):10-19.

[96] 彭慧,苟天来,毕宇珠.乡村旅游开发项目的社会评价[J].湖北农业科学,2015,54(8):2017-2021.

[97] 彭剑波,张晶晶,黄志清,等.历史街区再发展的社会经济影响评价指标体系内涵与推广研究[J].中国名城,2017(9):11-17.

[98] 齐宁,周实.政府绩效评估法制化研究[J].社会科学辑刊,2009(05):

62-65.

[99] 秦趣,崔小平,代稳.人工湿地公园对城市生态系统健康的影响评价研究[J].节水灌溉,2014(7):63-65,71.

[100] 任芳芳.国家科技计划项目实施中第三方评估机制的探索[J].管理观察,2016(22):9-11.

[101] 任蓉.高速铁路对城市经济社会影响评价体系研究[J].工程经济,2016(8):52-56.

[102] 任艳艳,李明顺.公路建设项目社会影响评价指标无量纲化研究[J].企业技术开发,2010,29(4):63-65.

[103] 阮守武,陈来.关于构建公共政策评估机制的理论思考[J].经济研究参考,2009(29):55-56,65.

[104] 尚海洋,丁杨,刘正汉.基于生态服务和城市服务的适宜性评价模型研究[J].资源开发与市场,2016,32(8):920-923,977.

[105] 申曙光,马颖颖.新时代健康中国战略论纲[J].改革,2018(4):17-28.

[106] 石琦."将健康融入所有政策"的内涵与发展[J].中国健康教育,2019,35(3):268-275.

[107] 史宇晖,范欣颐,云青萍,等.国外健康影响评价研究进展[J].中国健康教育,2018,34(6):550-552,563.

[108] 舒欢,徐贺.基于多层次灰色理论的城市基础设施项目社会评价[J].项目管理技术,2014(2):63-67.

[109] 司静波,许纹齐.公共项目社会评价指标体系研究[J].学习与探索,2015(2):123-126.

[110] 宋朝龙.制度主义视角下中美新冠疫情治理模式差异的深层根源——兼论抗疫实践对完善我国国家治理体系的意义[J].理论探讨,2020(3):5-13.

[111] 宋涛,宋毅,华俊辉,等.构建"健康湖北"评估体系的目的、意义及评估框架[J].江苏卫生事业管理,2020,31(4):412-414,426.

[112] 苏贺峰.探析公共政策评估机制的建构[J].现代农业,2008(2):54-56.

[113] 孙锐,吴江.公共项目评估视角下的我国人才战略规划实施效果评估

机制研究[J].中国软科学,2012(7):18-27.

[114] 孙晓云.全球健康治理的理性思考[J].社会科学家,2008(3):4-7.

[115] 覃雪芹.中国城市马拉松热的冷思考——基于城市马拉松赛事组织价值实现[J].南京体育学院学报(社会科学版),2017,31(1):35-41.

[116] 谭运嘉,李平,王宏伟.基于区域投入产出模型的大型建设项目区域经济影响评价——以白鹤滩水电站建设项目为例[J].工程研究:跨学科视野中的工程,2013,5(1):23-34.

[117] 唐斌,彭国甫.地方政府生态文明建设绩效评估机制创新研究[J].中国行政管理,2017(5):10-14.

[118] 唐秋萍,张毅,王伟.工业废弃场地健康风险评价[J].环境保护科学,2010,36(4):62-64.

[119] 滕腾."互联网+"视阈下四川法治政府第三方评估长效机制的构建[J].四川行政学院学报,2018(3):55-59.

[120] 田柏栋.政策制定过程中引入社会稳定风险评估机制的思考[J].中国房地产业,2017(20):44.

[121] 汪军,陈曦.西方规划评估机制的概述——基本概念、内容、方法演变以及对中国的启示[J].国际城市规划,2011,26(6):78-83.

[122] 王禅,毕科楠,马晓静.借鉴我国环境影响评价的理论和经验开展健康影响评价[J].中国卫生经济,2017,36(2):5-7.

[123] 王国红.我国政策执行评估机制的缺陷及其完善[J].中共中央党校学报,2007,11(4):84-87.

[124] 王昊,张毓辉,王秀峰.健康战略实施机制与监测评价国际经验研究[J].卫生经济研究,2018(6):38-40.

[125] 王红雨."世界健康城市"建设对城市居民健身锻炼影响的评价指标体系[J].廊坊师范学院学报(自然科学版),2013,13(1):76-79.

[126] 王虎峰.健康国家建设:源流、本质及治理[J].医学与哲学,2017,38(3A):21-25.

[127] 王锴山,张强,张珏.我国居民健康水平的地区分布差异和影响因素分析[J].应用数学进展,2021,10(9):3207-3216.

[128] 王克稳,李慧,耿聪聪,等.马拉松赛事旅游的国际研究述评、实践启示与研究展望[J].体育科学,2018,38(7):80-91.

[129] 王利平,李颖,Wang,等.组织的社会评价:整合框架,动态分析和未来展望[J].外国经济与管理,2017,39(4):52-68.

[130] 王明晓.对积极推进健康中国建设的思考[J].中华医院管理杂志,2015,31(12):946-947.

[131] 王强.健康中国视域下社会保障卡支持体育健身消费困境与创新研究[J].南京体育学院学报(社会科学版),2017,31(3):98-103.

[132] 王彤,贾彬,王琳娜.广义可加模型稳健估计在空气污染对健康影响评价中的应用[J].中国卫生统计,2007,24(3):245-247,270.

[133] 王文娟,付敏."健康中国"战略下医疗服务供给方式研究[J].中国行政管理,2016(6):58-61.

[134] 肖月,赵琨,薛明,等."健康中国2030"综合目标及指标体系研究[J].卫生经济研究,2017(4):3-7.

[135] 徐成立,刘买如,刘聪,等.国内外大型体育赛事与城市发展的研究述评[J].上海体育学院学报,2011,35(4):36-41.

[136] 徐健,杜贞栋,林洪孝,等.基于序关系分析法的节水型社会评价指标权重的确定[J].水电能源科学,2014,32(10):133-135.

[137] 徐敏,何广学,成诗明,等.不同形式结核病防治宣传活动成本效益分析[J].中国健康教育,2006,22(8):598-600.

[138] 鄢错灵,游江南,洪宝林,等.雄县基层医疗卫生服务居民满意度调查[J].卫生软科学,2018,32(11):59-63.

[139] 闫建文,徐传召,文位忠.基于模糊多层次综合评价的风电建设项目社会评价[J].西南理工大学学报,2011,27(2):234-238.

[140] 杨春明,吴华清.奥运经济影响评价研究述评[J].地域研究与开发,2009,28(3):23-26.

[141] 杨芳勇.论重大事项社会稳定风险评估机制的建设路径[J].中共南昌市委党校学报,2013(4):57-62.

[142] 杨宏伟,宛悦.经济学评价方法在环境健康影响评价中的适用性[J].环境与健康杂志,2005,22(3):222-226.

[143] 杨莉华.学生近视防控"武汉模式"——作为全国青少年学生视力健康管理示范区的近视防控经验探索[J].中小学校长,2022(1):21-24.

[144] 杨明,邢中有.我国实施基于社区健康营造的社区体育发展模式的设想[J].天津体育学院学报,2016,31(2):157-161.

[145] 杨玉洁,雷海潮.国外健康城市建设的新进展与启示[J].医学与社会,2016,29(8):33-36.

[146] 尹纯礼,吴静雅,邹佳彤,等.中美国家健康战略比较分析及启示[J].中国卫生政策研究,2017,10(5),45-52.

[147] 于海宁,成刚,徐进,等.我国健康城市建设指标体系比较分析[J].中国卫生政策研究,2012,5(12):30-33.

[148] 于健慧.中央与地方政府关系的现实模式及其发展路径[J].中国行政管理,2015(12):43-45.

[149] 于江泳,余伯阳,钱忠直,等.试论建立国家药品标准的评估机制[J].中国药事,2010(9):854-856,891.

[150] 袁铭健.选择性激励:公共服务第三方评估中公民参与的激励机制模型设计[J].天水行政学院学报,2018,19(2):56-60.

[151] 张凤彪,姚依丹."健康中国"战略下公共体育服务供给方式研究[J].湖南工业大学学报(社会科学版),2017,22(4):27-31.

[152] 张丽青,郁慧珍,黄术生.河南省新型农村合作医疗制度社会评价研究[J].中医药管理杂志,2010,18(10):905-908.

[153] 张秋珍.健康中国建设的主体建构论析[J].党政干部参考,2017,40(5):43-44.

[154] 张拓红,陈育德.健康发展战略与卫生服务体系的整合[J].医学与哲学,2009,30(2):14-16,20.

[155] 张晓峰,曹轶昕.关于构建哈尔滨市政策评估机制的咨询建议[J].商业经济,2015(2):62-64,114.

[156] 张鑫华,王国祥.从"健康日本21"计划实施看日本社会国民健康的管理与服务[J].成都体育学院学报,2014(9):19-23.

[157] 张研,张亮.健康中国背景下医疗保障制度向健康保障制度转型探索[J].中国卫生政策研究,2018,11(1):2-5.

[158] 张永光,王晓锋."健康中国2030"规划纲要的几个理念转变[J].卫生软科学,2017,31(2):3-5.

[159] 张永江,邓茂,黄晓容,等.典型生态旅游城市黔江区大气污染物分析及

健康风险评估[J].西南师范大学学报(自然科学版),2017,42(4):81-87.

[160] 张玉磊.多元主体评估模式:重大决策社会稳定风险评估机制的发展方向[J].上海大学学报(社会科学版),2014,31(6):124-132.

[161] 张再生,曲瑶.公共政策性别评估机制构建路径研究[J].天津大学学报(社会科学版),2018,20(1):41-46.

[162] 张铮,包涵川.属地管理:一个关于行政层级延长的分析框架——基于对Z街道办事处的观察[J].中国行政管理,2018(6):94-99.

[163] 赵沁娜,杨凯.城市土地置换过程中土壤有机污染物健康影响度评价[J].环境科学研究,2008,21(1):124-127.

[164] 赵洋.第三方评估在体育赛事监管机制中的创新性研究[J].当代体育科技,2016,6(24):142-144.

[165] 郑功成.健康中国建设与全民医保制度的完善[J].学术研究,2018(1):76-83.

[166] 郑宁.欧盟委员会影响评估机制述评[J].贵州大学学报:社会科学版,2008,26(1):112-120.

[167] 周碎平.从《"健康中国2030"规划纲要》透析全民健身运动的走向[J].南京体育学院学报(社会科学版),2017,31(1):59-64,69.

[168] 周晓丽,马小明.国际体育赛事对举办城市旅游经济影响实证分析[J].经济问题探索,2017(9):38-45.

[169] 周莹,林洪孝,王海林.滨海地区水对社会经济影响评价指标体系的构建[J].中国农村水利水电,2009(8):115-118.

[170] 周长友,项继权.健康自治的困境与纾解——台湾地区社区健康营造的启示[J].医学与哲学,2019,40(16):50-54.

[171] 朱婧,孙新章,付宏鹏.可持续发展目标(SDGs)理论与实践研究[M].沈阳:东北大学出版社,2019.

[172] 朱坤,代涛,张黎黎,等.英国健康战略的特点及启示[J].医学与哲学,2008,29(21):9-11.

[173] 左其亭,陈豪,张永勇.淮河中上游水生态健康影响因子及其健康评价[J].水利学报,2015,46(9):1019-1027.

[174] 安雯锦,种培芳.民族地区国家公园建立对当地居民的福祉评价研

究——以祁连山国家公园肃南片区为例[J].国土与自然资源研究,2023(4):91-96.

[175] 杨星,孔越.贵阳市健康城市建设评价指标体系构建及实证应用[J].中国卫生资源,2019,22(5):386-390,396.

[176] 张佳佳,彭海洋,张东献.海南省健康城市评价指标体系建设及应用研究[J].中国卫生资源,2022,25(5):628-634.

[177] 李昶达,韩跃红.健康中国评价指标体系的构建[J].统计与决策,2019,35(9):24-27.

[178] 王荣荣,张毓辉,王秀峰.健康中国建设进程指数的建立与应用研究[J].中国卫生政策研究,2019,12(9):36-40.

[179] 王秀峰,苏剑楠,王昊."健康中国"建设监测评估框架和指标体系研究[J].卫生经济研究,2020,37(3):3-6.

[180] 刘嘉周,王秀峰,苏剑楠,等.基于层次分析法的健康中国建设指数研究[J].中国卫生经济,2021,40(5):56-60.

[181] 冯旅帆,彭颖,金春林.健康发展力评价指标体系构建[J].中国卫生资源,2021,24(2):139-142.

[182] 徐胜贵,陈丽,钱芳,等.2008至2010年某市部分企业职业健康检查结果分析[J].中华劳动卫生职业病杂志,2011,29(12):956-958.

[183] 雷帅康,乔学斌.江苏省流动人口基本公共卫生服务利用及影响因素[J].南京医科大学学报(社会科学版),2023,23(3):273-277.

[184] 王婉晨,尹文强.中国青年流动人口健康档案建立现状及影响因素分析[J].卫生软科学,2023,37(3):85-89.

[185] 闵淑慧,胡依,成晓芬,等.我国流动老年人公共卫生服务利用及健康公平性研究[J].中国全科医学,2023,26(16):1938-1945.

[186] 张璟,李晓亮,吴少虹,等.珠海市某小型企业实施职业健康促进干预前后效果评价[J].职业与健康,2020,36(14):1888-1892.

[187] 徐春生,刘砚涛,冯国昌.2011年青岛市某船厂船舱内电焊工作业职业病危害因素检测与评价[J].预防医学论坛,2011,17(12):1094-1095.

[188] 高娟,张书豪,贾瑞燕.企业管理效率提升能改善员工健康吗:基于CEES调查数据的研究[J].中国软科学,2023(8):134-144.

[189] 麦志丹.健康企业创建过程中存在的问题与对策探讨[J].医药前沿,2019,9(18):11-12.

[190] 张鸽,谭利红,王海椒,等.政府激励企业参与健康企业建设的策略探讨[J].职业卫生与应急救援,2022,40(6):731-734.

[191] 张巧耘,王雨潇,姜方平.新冠肺炎疫情下健康企业建设意义与成效探讨[J].中国职业医学,2020,47(6):628-632.

[192] 彭哲,马丽娜,卫婷婷,等.湖北省健康企业建设对健康素养水平及影响分析[J].劳动保护,2021(10):91-94.

[193] 镇重,彭哲,卫婷婷,等.湖北省"健康企业"建设探讨[J].劳动保护,2023(2):89-90.

[194] 朱康钱宝,朱媛媛,曹承建,等.近十年杭州市健康企业建设实践与思考[J].健康研究,2023,43(1):16-19.

[195] 张巧耘,许忠杰,郭海建,等.江苏省108家健康促进示范企业的评估与分析[J].中华劳动卫生职业病杂志,2015,33(2):97-99.

[196] 瞿红鹰,杨敏.广东省健康企业建设探索与思考[J].中国职业医学,2018,45(5):616-619.

[197] 王长青.论新时期健康观与健康促进策略[J].中国初级卫生保健,2007,21(2):49-50.

[198] Beaton D, Bombardier C, Escorpizo R, et al. Measuring worker productivity: frameworks and measures[J]. Journal of Rheumatology, 2009,36(9):2100-2109.

[199] Meerding W J, I Jzelenberg W, Koopmanschap M A, et al. Health problems lead to considerable productivity loss at work among workers with high physical load jobs[J]. Journal of Clinical Epidemiology, 2005,58(5):517-523.

[200] Koopmanschap M, Burdorf A, Jacob K, et al. Measuring productivity changes in economic: setting the research agenda[J]. Pharmacoeconomics, 2005,23(1):47-54.

[201] Goetzel R Z, Guindon A M, Turshen I J, et al. Health and productivity management: establishing key performance measures, benchmarks, and best practices[J]. Journal of Occupational and

Environmental Medicine,2001,43(1):10-17.

[202] Stewart W F, Ricci J A, Chee E, et al. Lost productive work time costs from health conditions in the United States: results from the American Productivity Audit [J]. Journal of Occupational and Environmental Medicine,2003,45(12):1234-1246.

[203] Put A C V D, Lippe T V D. Work Environment and Worksite Health Promotion in Nine European Countries[J]. Journal of Occupational and Environmental Medicine,2019,62(4):272-278.

[204] 胡桂平,孟枫平.新型农村合作医疗制度补偿机制的社会评价分析及建议[J].安徽农业大学学报(社会科学版),2011,20(2):12-14.

[205] 武娜娜,李程跃,吕军,等.我国基本公共卫生服务均等化的实施现状与存在问题[J].中国卫生资源,2015(1):4-7.

[206] 陈鹏,孙滢悦,刘晓静,等.城市内涝灾害社会影响评价研究[J].吉林师范大学学报(自然科学版),2018,39(1):135-140.